平衡軸療法精髓

目錄

第一章

緣由

萬事皆有因
因緣天注定
因緣具足自然成形

　　我不是特別勤快的人但認真的做好我想做的事，因為懶惰，所以我們要發明很多工具或機器來代替人力；因為知道不足，所以我們要不斷的努力學習及成長；因為不服輸，所以要認真的一次又一次練習把事情做好；因為愛我的患者，所以我必須盡我所能把他們治療好；因為知道醫學沒有最好只有更好，所以我努力的改善治療方法及技術；因為不喜歡尖銳的對立，所以我把西醫的技術與觀念融合在中醫的手法治療中；因為因為有太多的因為，所以我堅持要完成這本著作。

　　需要認真從事一項技術多年，才能真正體會「凡事唯勤能精、精進能通、通而後達」這句話的真諦，為了傳承祖先留下的技術以及幫助患者解除痛苦，多年來潛心研究如何透過軟組織的治療，達到去除酸痛麻等痛症問題，深刻體會沒有完整基礎觀念的技術將會是難以傳承的工匠技藝，一旦自己變成工匠後學生將很難超越我的技術，經深思熟慮後我決定從建立基礎觀念開始做起，唯有一步一腳印扎實的把治療理論及方法建立完成然後書寫成書，才可以讓後輩有能力與機會超越我的技術，把平衡軸療法好好發揚光大造福世人。從研究人體結構以及基礎理論開始逐一實踐到幫助患者治癒

痛症問題，從精到通又從通到達，現在遇到痛症的患者，在治療上幾乎都能幫助他們解決困擾無障礙了！

　　因為平衡軸療法的快速、安全、有效，是積累了我鄧家幾代的智慧與技術精華的好療法，我既然決定將這觀念與方法書寫成書與世人分享就必須竭盡所能、詳盡地把研究公佈出來，希望讀者或醫療相關人員可以體會我研究著作的善心與愛心，對於內容不足或是有觀念衝突的地方能多海涵。

第二章

習武學醫

武為健體之用
醫為康體之用
習武學醫成就健康

　　習武學醫幾乎是以前祖字輩人物日常的生活寫照，我的祖父鄧來運的年代為搶水源以及捍衛家園練就一身武藝，因為練武的人時常會受傷，所以祖父精通所有跌打損傷的治療方法，也就是所有傳統的「阿是穴療法」是祖傳最基本治療方法，我會特別清楚也是因為小時候調皮常常受傷，有時候受傷嚴重會影響氣血運行時祖父就把我抓過去推拿加敷藥，從他幫我治療的過程中我一點一滴的學習祖父的醫術；祖父治療筋骨傷的手法及用藥知識在我小小的心靈中種下了習醫救人的種子。

　　家父鄧煥春承襲了祖父治療跌打損傷的本領之外，甚至更上一層樓精研藥方救人無數，特別是在疑難雜症的治療上更有其獨特與專精的技術，很多患者在父親悉心的治療下屢見奇效、治癒率超高。當我好奇詢問父親為何可以解決一些疑難雜症時，他語重心長的告訴我「不可以墨守成規，要仔細聆聽患者表述的問題點。」，父親是我醫術精進的恩師，其對我的教誨中，更加點醒我的是父親說的一番話：

　　「檢驗數據是讓醫生拿來作為醫病的參考的，可惜大部分的醫生都用為治病的唯一指標！」還有「我們不是世界上

最聰明與厲害的醫療人員，當患者已經經歷過三個以上的醫生治療無效，代表原來的治療方法或是病根是錯誤判斷必須重新檢視問題。」父親的觀點影響我非常深遠，我不得不佩服他的理論與思考邏輯，很多受益過的患者稱之為「智慧療法」。

提到先父就不能不提及他發明的「消災延壽槌」，其原理為透過槌子捶打的力度，貫穿氣血不通的部位達到氣血通暢與平衡，雖說是用槌子的力度來治療，但因為使用的是橡膠軟槌所以不會傷及患者筋骨。當年消災延壽槌治療了無數腰痠背痛患者與膝蓋退化的人，每天一到看診時間父親的診間總是人潮爆滿。當然，具有現代思維的我一開始是懷疑消災延壽槌的治療效果的，當時我所接受與學習的知識中不管是中醫的筋絡穴位或者筋骨傷的概念中，沒有一個理論接近或者能真正解釋消災延壽槌神奇與奧妙的治療效果，可是消災延壽槌的治療效果確實是親眼所見與親身體會；當時心中已萌生中、西醫必然有某種理論或者方法遺漏的疑問與衝擊。在我研究出可以融合與補強中西醫治療痛症缺漏的平衡軸療法後，看到骨科醫院近幾年開始流行震波治療儀時，我內心會然一笑，其震波原理與父親當年發明的消災延壽槌根本

出自同宗，具有異曲同工之妙，使用的原理都是震波，不同的是父親用的是鐵錘形狀的橡膠軟墊直接捶打製造出來的震波，而骨科醫院所用的是機器氣動能量製造的震波。

跟隨先輩的學習，我學會治療損傷及接骨技巧，父親的消災延壽槌更是讓我深刻體會氣血通暢的重要性，綜合這些概念可以得知身體氣血運行一旦出現阻瘀就會影響肢體動作的協調性，當阻瘀進而影響骨架平衡時肌肉會有不正常的受力，產生骨位偏差、骨縫間隙狹窄等等的問題，除了血氣不通外還會有發炎或軟骨磨損，因此產生酸痛麻的問題。

正確與良好的治療方法不會是憑空想像出來，需要經過學習、精進、修正與經驗累積的過程才可能發展出來。很幸運我生長在一個積善之家，慈悲為懷一直是先輩教育我們的家訓。在治療患者時有著愛與慈悲的心，感受著痛症患者的痛苦與鬱悶，在治療上我當盡我所能的為患者解決病痛。有了愛與慈悲，為患者解決病痛的心讓我不能有本位主義或門戶之見，拋棄所有中西醫的固有敵對偏見與執著，我必需融合中西醫治療的優點，研究或找出可以真正治療好患者病根的醫療技術，於是我把這個目標當成我這一生應該完成的志

業。一旦有簡單而明確的目標當成志業，加上父親給的正確觀念，辨證中醫或者西醫哪個技術好或壞就不再是重要的事情了，真心體會能真正解除患者痛症的方法就是好技術與好方法。目的簡單、思緒單一不複雜加上持續研究與精進，不放棄的努力後，技術就逐漸提升上來了。

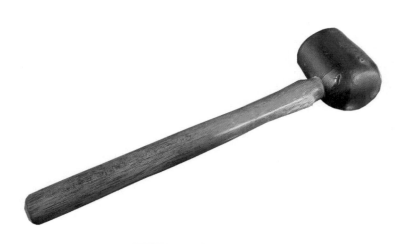

【消災延壽槌】

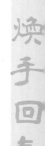

第三章

平衡是根源

平衡與協調共生
平衡與協調共同成就完美

平衡軸療法的 **「平衡」** 是一個很大方向的概念，在日常生活中我們常常聽到平衡這二個字，心靈平衡、身體平衡等都是時常聽到的，從小學習損傷接骨與敷藥技術的我雖然啟蒙的早，卻完全沒有領悟到肢體平衡及氣血暢達的重要性，對如何治療才能夠達到肢體的肌肉與骨骼平衡更是無法領略。直到體會父親消災延壽槌的治療精髓後，我才深刻領悟骨骼與肌肉協調性對患者氣血暢達無礙的重要，經過深入的研究與無數患者的實證，我終於領悟了其中奧妙。我將先輩們的治療方法（例如智慧療法）加上自己精心的研究學理融合成平衡軸療法。

現今存在的人類是經過演化與無數的物競天擇的結果，簡單而具體的說；在正常的狀況下人體的結構是近乎完美的，至少在我們沒有受傷或使用過度的狀況下是完美的，人的病痛是因為已經打破了完美的平衡狀態所造成，任何痛症的治療行為都是想恢復人體架構的完美平衡。完美而且平衡的骨架結構提供身體的動作無障礙，一旦這個骨架的平衡遭受破壞就會拉東扯西的處處病痛，所以一旦有酸痛麻現象時不管你接受的是什麼治療方法，基本上是要恢復骨架的完美平衡狀態，各種治療方法的差別只是基礎觀念或治療方法的不

同而已。從骨頭是支撐身體結構平衡的角度出發的治療方法有正骨（整骨）、整椎、牽引、美式整脊等，從阻瘀會影響身體健康的角度出發的治療方法有拍打功、刀療法、國術舘阿是穴治療法、推拿與按摩、筋膜療法等，各種治療方法都有其優點與效用，只要能夠突顯安全、快速、有效解決患者痛苦的就是最好的治療方法。

　　平衡軸療法是一種從軟組織著手，強調骨骼與肌肉的協調性加上以平衡為概念的痛症新療法，綜合上述治療角度，平衡軸療法是能恢復身體原有無障礙的骨骼架構平衡或肢體動作協調性的有效治療方法。常有患者會誤解我們的治療方法是推拿按摩，推拿按摩只是我們使用的手法之一，平衡軸療法還融合了中醫經絡及穴位、國術推揉點按、復健醫學、牽引力學及人體解剖學，直接使用的手法是點穴手法，平衡軸療法能做到找回患者整體健康的平衡治療！

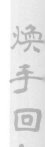

第四章

動念

隨心而走隨意而動
起心動念在於善緣

　　很少提筆寫字，尤其過50歲了要開始寫一系列有關於平衡軸療法的書對我而言還是有點壓力的，自從融合及定義了平衡軸療法後，為了傳承我必需說明與記錄理論與方法，在寫這書前我思考了很多面向，無非是為何寫書？該寫多深入等課題。人生處處有意外與機緣，起了善念就會有善緣，寫書的目的是傳播正確與安全的痛症治療方法，傳播的目的是良善的救人，自然就會有一些助力進來幫助我完成著作。

　　起心動念是很重要的，心念出發點是解除痛症患者的痛苦，傾聽是治療必須的過程，當我們靜心傾聽患者的問題，以患者為師越可以提升治療的技術，漸漸的平衡軸療法神奇與快速的療效受到重視與肯定，傾力研究後這種治療方法已經可以讓痛症患者解除痛苦而且免去開刀風險，透過寫書及教學傳播平衡軸療法的概念，讓有心及有緣人可以透過這本書提升觀念與技術造福更多患者，期望能不愧對積善之家的美名。

　　不知道是上蒼的安排還是父親為我指引好的路，父親在離世前幾年就常常跟我說「人生在世才幾十年，有能力的話做一些救人濟世的事情為自己及家人積福報。」父親一生助

人解除病痛無數，離世數年後依然有受過其恩惠的人對他念念不忘。在父親去世若干年後還常常有以前的患者回來找他，在診療間我也就跟這些患者一起懷念及感受父親留下的餘溫與愛心。

　　平日忙於事業的我受到父親助人精神的感召，在他離世後努力學習父親的精神與做法，如果說我定義及傳承了平衡軸療法有所名聲與成就，那要感謝的就是祖父的啟蒙與父親諄諄教誨及所有曾經讓我治療過的患者，一直以來各式各樣重症的患者都是我提昇技術的導師。

妙手回春

第五章

意外的旅程

隨緣而動隨遇而安
人生處處欣逢美好

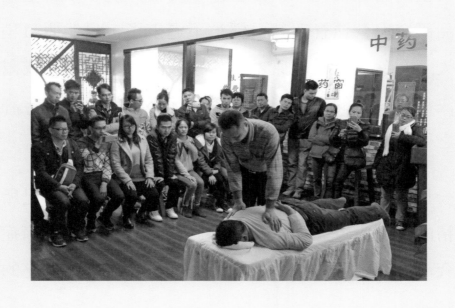

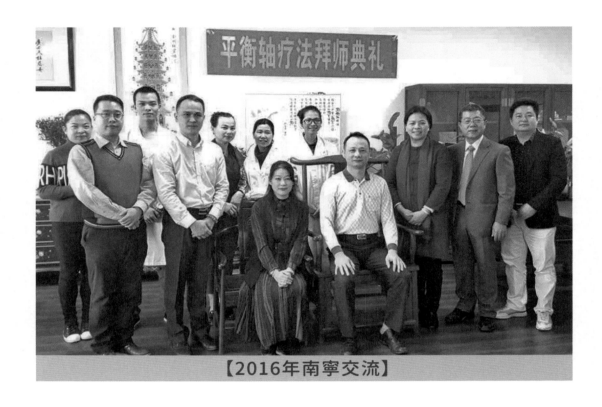

【2016年南寧交流】

　　人生的路程很難一切如自己所安排好的，平日生技公司的產品研發與營運管理就已經忙不過來了，只能假日稍微陪伴家人，在父親離世後原本陪伴家人的假日也變化成幫助鄉親解決痛症問題的時間，然而變化卻不止如此而已，許多在計畫之外的事卻接踵而來。

　　一切隨緣的我平時很少宣傳或根本就不宣傳自己所學及所專精的痛症治療，一位友人透過第三人聽聞我對痛症的治療研究深入，孝順的他請我幫助他母親治療雙腿退化的痼疾

，在治療幾次後原本無法外出的王媽媽不藥而癒，而且可以自己出門逛市場及買菜了，原本的帕金森氏症也因為可以行動自如外出與人交流而大幅度改善。王先生因此大為讚嘆我的技術，逢人有類似痼疾就大肆推崇來找我，在回到他經商的廣西壯族自治區南寧市後依然逢人便說台灣有位奇人竟然能快速的治療痛症及膝蓋退化問題而且不需要打針吃藥，因此促成了平衡軸療法與大陸的緣分。

2016年中旬我受邀到廣西壯族自治區南寧交流，在展現平衡軸療法立即有效的治療脊柱側彎、長短腳、坐骨神經痛、頸椎病的方法後當場受到許多中西醫前輩的讚許，當天立即受邀在南寧開辦痛症專科治療及開辦教學。上天很早就賦予我這個工作與使命只是我近幾年才慢慢的明瞭自己的使命。當越多的醫生或者治療師會平衡軸療法，代表有越多的痛症患者可以接受到平衡軸療法安全無副作用的治療，而且治療好越多患者就代表越多人不必承受開刀的苦及其後遺症，這一切都符合父親對我的教導啊！

焕手回春

　　人生的道路本來就會有平坦及崎嶇的時候，唯一的生存與發展之道是不放棄自己、不放棄學習及向前的動力！醫療的技術或事業無需害怕他人超越自己，甚至應該要很欣喜他人技術或能力可以超越我們；有超越代表技術在進步，技術在進步就會有更多患者受惠。所有的能力跟知識都是從不懂開始學習到懂，所有的技術都是從不會學習到會、由生疏到熟練，平衡軸療法不但是一個新觀念、新思維也是一種需要專注與技巧的技術。唯有不斷的實踐、實踐、再實踐的技術才能不斷的純熟與精進，而這個技術精進後的受益者就是我們所關懷的痛症患者。

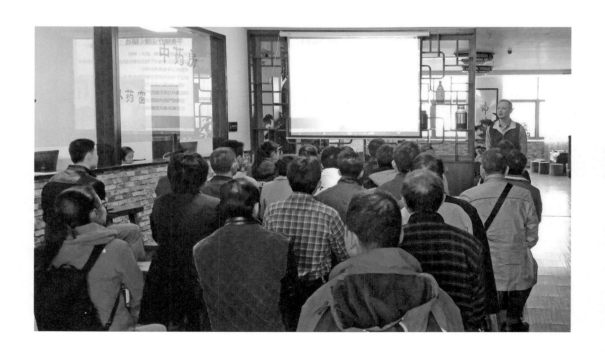

以前常看到一句話「盡信書不如無書」，一直不瞭解這句話真正的含義，直到治療好許多膝蓋退化甚至已經膝蓋變形的患者後，我慢慢的明白了這句話的含義。許多患者相當懷疑自己的膝蓋退化能否重拾健康，那是受了舊觀念的影響以為軟骨退化或磨損後無法恢復健康，事實上軟骨磨損未必會影響健康造成病痛的，真正會出現疼痛問題的是膝蓋關節因為偏差受力造成了半月板磨損不均勻因而發炎疼痛，很多老年人身高比年輕時大幅度減少，這些軟骨變薄身材變矮的老年人並沒有生病或有酸痛麻的困擾啊！這方面詳細的理論在後續的病症解析及治療方法說明時再詳述。

　　從另外一個角度來看，學習一種專業的技術往往比想像中的還要困難，不是聽聽幾堂課就可以學會，沒有一定時間的實踐與累積經驗很難擁有良好的技術。平衡軸療法的學習者每天都要面對因為酸痛麻而愁容滿面的患者，除了要有對幫助患者解除酸痛麻的痛苦有興趣外，還要有不斷學習的心而且要能吃苦；因為痛症治療這條路是艱辛的，治療患者後我們的拇指、手臂、背部、腰部都會因為出力而受傷疼痛，除了要會治療患者更重要的是要學會自我療癒，否則不出三年必然全身是病。

平衡軸療法精髓

　　另外我們還必須有點天賦，要學會用心感受患者的痛及用手指感受患者肌肉的變化，每一個筋結點或是氣結點都有可能是造成患者痛症的問題點，無穿透力的手指及無法感受肌肉變化的手感，就無法深入患者的病根加以治療。為了練習手感我們堅持初學者不可以使用工具替代手指，如果學習時無法忍受拇指痛苦就無法學習到好的治療技術，唯一能讓自己不斷超越的方法是忍受痛苦並且持續不斷的治療患者累積經驗，當然上述方法是要建構在已經學習過而且懂甚麼是平衡軸療法的基礎下。

　　近代醫學蓬勃發展給了疾病或病症很精確的名稱與分析，各種研究試圖破解人體的奧妙卻仍然無法讓人類遠離疾病。文明進步了現代人的疾病卻是越來越複雜，或許是因為生活條件變好了對於疾病疼痛的忍受度就變的越來越差。每一個人都會生病，但如何治療疾病卻因為個人的條件不同會有不同的治療方法，有人選擇中醫有人選擇西醫的治療方式，選擇中醫或是西醫沒有對錯問題，因為各種治療的方式都有其理論基礎與背景。盲目地相信中醫或只相信西醫都是不正確的，選出最適合自己而且最有效率的治療方法才是正確的。現代人生活非常忙碌，忙到無法抽出時間治病，由於到醫

療院所都要花費相當多的時間與金錢，因此，快速、安全、有效的治療方法才符合現代需求。

一位學生曾經問我「老師你對『平衡軸療法』的認知是甚麼？」我的回答是「平衡軸療法直接對病灶治療，而且快、狠、準不拖磨。」

快速、安全、有效一直是我用平衡軸療法治療患者的要求，平衡軸療法所治療的是患者的病根，快速而且有效的治療才可以減少患者的痛苦，在治療上時間掌控的越短，治療部位發炎的機率就越低，至於安全則是所有治療的前提，沒有安全就沒有治療，患者相信醫生把病痛交給我們治療，保障治療的安全性是最基本的事情。

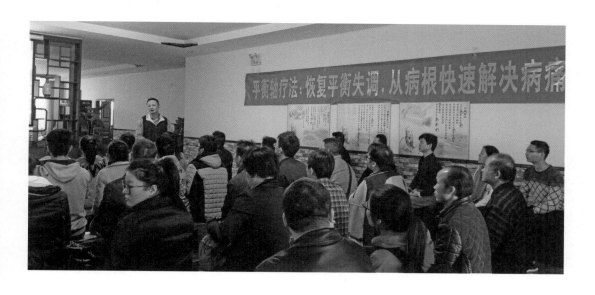

第六章

平衡軸療法的起源

傳承不只是依循

不斷精進才能創新

　　我的父親<u>鄧煥春</u>用心研讀藥書與治病案例，印象中最深刻的事是他幾乎每天除了研究藥就是在看書從不間斷，而且最厲害及特別的是他可以研究及融合出了幾乎適合所有人體質的新藥方，我們知道中醫最科學的是可以為單一病患量身訂製一個藥方，然而中醫最不科學的也是無法統一一個標準，不會有一個藥方的用藥可以適合所有普羅大眾；除了師承一位跟隨國民黨政府來台灣的老中醫外，父親沒有接受過像現在中醫藥大學一樣正規的醫學教育訓練。難能可貴的是，在熟讀與精研藥方與案例後，他能精確的治療好病患的疾病。問他如何做到的？父親給了我一個非常正確的觀念，當很多醫生治療一個病患後患者沒有改善或康復代表治療方向錯誤或沒有找到病根，因此治療的方向和角度要重新思考及定位才能治療好病患。這種治療的邏輯與方法患者稱之為**「智慧療法」**，智慧療法對我後來發明平衡軸療法有相當大的啟發。尤其父親他自我要求非常嚴格，不管寒暑或者颱風下雨每日清晨四點即起床前往爬山，有空閒時立即拿起中醫藥書籍研讀，這個行為影響我非常深遠，在我因為治療患者後手痛到整夜不能入睡，或者遇到棘手難以治療的患者時，我都以父親的精神當典範陪伴我度過最難熬的時光。

因為常與父親交流醫術，對於很多遠道而來特別是為痛症所苦患者感到好奇與不解，有些患者手術多次，已經從腰椎開刀到頸椎了還非常苦惱於痛症所引起的痛苦，也就是說開刀未完全或根本就沒有解除他的酸、痛、麻問題。當時我心裡納悶的很，如果手術無法徹底治療好他的痛症那為何要去開刀治療呢？雖然當時我已經學會了爺爺教給我的治療骨傷技術（傳統臺灣國術館的方法），為了幫助這些痛症患者解除痛苦我下決心從推拿接骨重新學習。經過一年多的研究學習過程中，越是學習越發現自己的不足，更體會出現有的醫學知識及治療方法無法滿足痛症患者治療需求的事實。除了既有基礎的根基外，在中西醫學的知識面我不斷的琢磨、融合、研究與再學習，最後以智慧療法為基礎加上父親發明的消災延壽槌的原理，我定義了一種新的概念及方法來治療所有的痛症稱為「**平衡軸療法**」。

　　平衡軸療法融合西醫復健科牽引的概念、中醫推拿整復的手法、經絡理療、傳統國術館阿是穴治療術並融合解剖學的骨骼、神經、肌肉學基礎理論，以全新的思維角度與觀念治療所有痛症，這種治療方法治療的都是軟組織，效率上可以達到安全、快速、有效的治療效果。

煥手回春

第七章

定義平衡軸療法

骨骼作用是力學的支撐

肌肉是動作的主宰

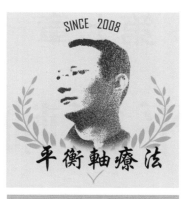

【平衡軸療法LOGO】

　　雖然人只有二隻腳卻可以四平八穩地站立，人體這個趨近完美的結構體可立、可動不會摔倒，進一步的研究決定人體動作平衡的要素時發現骨骼只是一個支撐作用物，骨骼可以支撐與承受身體的重量但只有些許的方向支配性，真正調控身體方向與維持平衡的是肌肉、韌帶等軟組織。沒有肌肉等軟組織牽引的骨頭完全沒有辦法進行任何的動作；既然骨頭是受制於肌肉，我大膽的假設所有的痛症治療應該要從肌肉等軟組織著手。這個大膽的假設當然是因為先父教給我**「智慧療法」**的概念而來，痛症患者多不勝數的到處求診卻幾乎都無法完全康復，基於對父親教導智慧療法的認知與理解，當時的我覺得一般的痛症治療方法可能基礎理論錯誤導致於治療無方得不到效果！經過基礎學理認知上的轉變後，

我開始研究透過軟組織的治療對痛症的影響性，在不斷的實踐治療後越來越有心得與效果，最終提出以調整或治療軟組織來達到身體骨骼架構平衡與完美的治療概念與方法稱為「**平衡軸療法**」。

平衡軸療法的治療部位不是特定的，所以不會受基本穴位或筋絡治療法所局限。

平衡軸療法的正確治療方法：	
❶	先找出患者動作受制於哪些角度。
❷	什麼因素讓中軸線無法按患者需求自由動作。
❸	大部分產生病因的是筋結、氣結或一直維持痙攣狀態的肌肉。
❹	設法消除上述問題，患者自然能活動自如不再疼痛。

平衡軸療法的作用：	
❶	解除患者筋結、氣結或一直維持痙攣狀態的肌肉，可以激發患者自體修復能力，達到不需使用藥物而能治癒各種阻瘀。
❷	加強氣血運行除了可以消除各種酸痛麻，更進而能刺激內臟的修復能力促進臟器的功能回春。

烧手回春

平衡軸療法的理論基礎：	
❶	在正常情況下人體左右對稱的肌肉，可以自然調整來平衡身體。
❷	當人體架構受到外力作用或姿勢不正確時，本身為了維持身體平衡，會造成各式肌肉（含韌帶）有不對稱的疲勞、受傷、老化等問題。
❸	當左右肌肉的力度或長度不相稱，短期或長期下來的結果，會產生相當多頸、肩、背、腰、臀、手腳等不同酸痛麻的問題，進而影響睡眠及其他的併發症狀。
❹	肌肉及骨骼具有連帶性：單一部位的不平衡或不協調一定會引起連帶部分一定程度的問題、可能是補償受力亦可能是拉力的延伸。
❺	當上述連帶性問題顯現後，就會產生身體特定部位的不適，例如阻擋氣血運行或產生神經壓迫，進而產生酸、痛、麻的感覺。

　　由於定義了平衡軸療法的概念與治療方法，逐步實踐後就慢慢地發現與證實很多痛症治療不好的原因是方法不夠精確沒有治療到病根，甚至有些治療方法的理論基礎有些誤謬存在。我無意點名誰好誰壞，任何治療方法會發明出來而且延續那麼長久對患者必然是有助益的，各種治療方法共同目的都是解決患者問題，差別在於何種方法的效率比較高而已

，當然患者都希望找到安全、快速、有效率的治療方法，當發現有更好更新的治療理論與方法出現時，如果適度修正自己的理論基礎或改變治療角度就可以加大治療成效，讓患者康復的速度不再緩慢應該是很有意義的事情。

人可以有肢體活動的原因是腦的指揮，加上相關連的肌肉連動骨骼來完成動作；以我們最熟知的脊椎來說，大家都知道脊柱的二側是肌肉，這個部位最主要的肌肉組成叫豎脊肌，二側豎脊肌的收縮或鬆弛決定脊柱彎的方向，脊柱側彎大多數的原因是脊椎兩側豎脊肌受力的不平衡所引起（但造成脊柱側彎的問題肌肉未必局限在豎脊肌），例如我們左側豎脊肌僵硬突出隆起時脊椎自然就向左側歪斜，這時我們應當想辦法調整或治療左側豎脊肌僵硬突出隆起的問題，如果一直在用力推擠突出的脊椎（骨頭），效果當然不好而且會反覆。就像是弟弟做錯事了我們一直修理哥哥，一直要修理到弟弟看見哥哥被修理然後怕了才會乖！

使用按壓骨頭概念的治療方法需要很久的時間才可以治療好脊柱側彎。最快速安全有效的治療方法，是找出造成脊柱二側拉力不均勻或僵直突出隆起的肌肉（軟組織）問題，或是在中醫學說上稱筋結或氣結的問題將其鬆解開來，兩側

豎脊肌的拉力平衡了脊柱自然就不彎曲了。平衡軸療法的觀念下治療脊柱側彎安全快速有效又不反覆，連骨質疏鬆患者的酸痛麻或駝背問題也都可以在一定的安全係數下加以治療了。

我們可以從基本觀念開始轉變，觀念影響結果，改變觀念就會有好結果出來。平衡軸療法從建立基礎觀念的方向著手，其原創性方法與觀念融合了中醫西醫的優點，不計較屬性只在乎真正對病患最有利的角度，唯有可以徹底治療好病患的方法才是好方法，這個初心是放下自我以患者利益為出發點。

若不明白造成患者痛症的真正原因時，即無法治療好患者的病症，例如有一個年紀大的膝蓋退化患者到西醫診間詢問醫生病情如何治療時，醫生的回答是膝蓋退化不可逆少走路少磨損。當同一個患者到中醫診間詢問醫生病情如何康復時，中醫師的回答是膝蓋退化乃氣血不通暢需要多鍛煉多走路，這就是中、西醫的最大的爭執點，也讓患者無所適從。平衡軸療法認為適切的方法是先確認造成患者病症的原因，如果患者是半月板磨損時，治療患者膝蓋周遭的筋結、氣結

或者是一直維持痙攣狀態的肌肉，讓膝蓋內的半月板軟骨恢復平均受力，可以避免膝蓋持續退化，待患者初步改善後再適度運動促進氣血流動加速恢復健康即可。事實上中、西醫的方法都是對的，不同在於對於病症治療的角度與時機點不同而已。

圖7.1 身體基本的動作方向定義

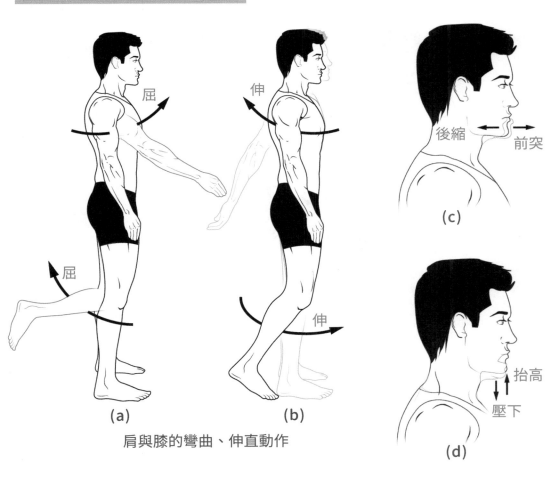

(a) (b) (c) (d)

肩與膝的彎曲、伸直動作

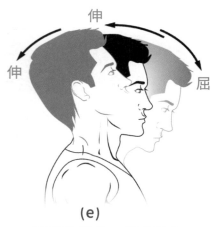

(e)
頸部的彎曲、伸直動作

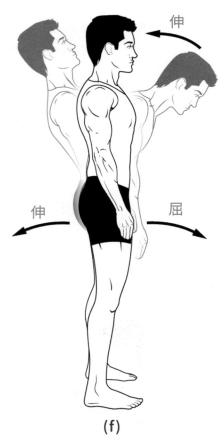

(f)
脊椎的彎曲、伸直動作

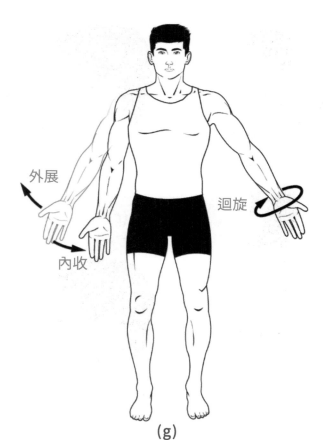

(g)
肩與上臂的外展、內收、迴旋動作

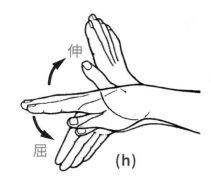

(h)
手掌的彎曲、伸直動作

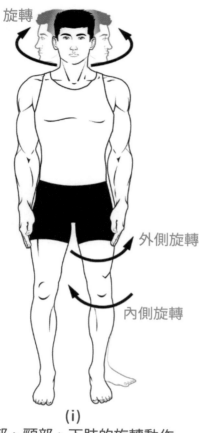

旋轉

外側旋轉

內側旋轉

(i)
頭部、頸部、下肢的旋轉動作

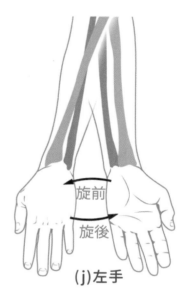

旋前

旋後

(j)左手

旋前：橈骨旋轉到尺骨上面
旋後：橈骨與尺骨平行

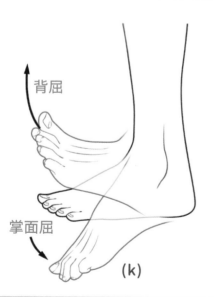

背屈

掌面屈

(k)

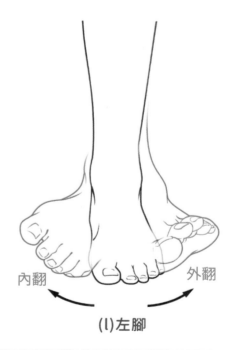

內翻

外翻

(l)左腳

第八章

平衡軸療法
的正確觀念

觀念偏差治療無法精確
建立正確觀念才能有精湛技術

　　為了讓讀者能夠更清楚的明白平衡軸療法，以下先確立平衡軸療法治療痛症（酸痛麻）的正確觀念，有了正確的觀念才不會受先入為主的舊觀念所誤導。

---

1 恢復關節受力的平衡及肌肉的彈性，是平衡軸療法的治療方向。

　　以肩關節為例，很多人的肩關節在活動時會有某個角度受制甚至還會附帶有痛點，碰到這種情形時稱做肩周炎，一般的治療方法是從痛點著手治療，有些超級錯誤的治療方法強調是粘黏，強行將患者的手臂往受阻的方向拉開，往往造成患者更大的痛苦與傷害。平衡軸療法的研究結論是應該先找出該痛點是由哪些肌肉影響所導致！將影響活動的僵硬肌肉放鬆且恢復其活動力彈性，僵硬的肌肉恢復彈性後關節的活動性也就恢復了，從痛點治療或者拉開粘黏的方法只能舒緩或者治療效能緩慢會增加很多的治療成本與時間。

2 可活動關節由二個或更多的骨骼所組成,跨越關節的肌肉有時有肌力疲乏、僵直、筋結、氣結等問題,因為受力或補償受力問題容易產生拉扯性疼痛,有些則因損傷造成長期慣性發炎以及關節退化。

關節由很多的肌肉與韌帶所包覆,透過肌肉張力的改變而形成動作,彈力疲乏或僵直的肌肉及筋結或氣結會產生不平衡或不協調的動作偏差,偏差的肌肉運動容易產生拉扯性疼痛或肌肉協調性不佳,因而造成施力或受力點偏移;施力或受力點偏移後,會加速關節軟骨磨損、發炎與退化或造成其他關連性痛症。

煥手回春

3 脊柱的歪斜（側彎）是豎脊肌，或其他肌肉拉力不均衡所引起。

　　平衡軸療法的基本理論是肌肉控制脊椎或骨頭的方向，不是脊椎或骨頭控制肌肉的方向。很多的治療方法基本概念不夠理想，例如整脊以調整骨骼為基本理論，或者使用不精確的治療方法，例如傳統國術痛哪裏揉哪裏找不到病根效果當然不會好。單側肌肉會因為過度用力或疲乏或受傷或勞損等等的原因，在肌肉或其他軟組織上產生僵直或筋結或氣結。因此，由肌肉引導的骨骼支撐性或動作協調性就會產生問題，如果長期的肌肉張力及強度或者肌肉協調性有問題，其他肌肉會進行受力補償（代償），也就是有問題的肌肉功能會部分或全部被替代。補償受力所使用的周遭肌肉或脊柱對側肌肉會變得過度強壯或僵硬甚至勞損而失去彈性，因此脊柱就會側彎，針灸時常用到的對稱點問題往往是補償受力所造成的病灶，這裏不探究針灸其作用機制由讀者自行體會。

4 治療深層肌肉（軟組織）比治療淺層肌肉效果好。

　　不是治療淺層肌肉無效，而是淺層肌肉在一般按摩或推拿的手法中已經可以達到治療的效果，治療深層肌肉需要肢體有一定的放鬆或在某特定的姿勢下才能觸及深層肌肉將其放鬆，肌肉放鬆時治療醫師可以感受較深層肌肉的具體變化，在施以一定程度的治療力度時可以讓肌肉及筋結或氣結等完全鬆開達到良好的治療效果。

5 關節附近肌肉的協調性不好或失去肌力平衡,會產生牽扯性疼痛。

以肩關節為例說明:

肩周炎患者最常有痛覺的位置是肩貞穴或肩膠穴附近,這二個位置通常是後背肌肉協調性不好產生肩胛骨位置偏移引起的肌肉拉扯痛,單純治療痛點的方法(阿是穴治療法)是無法治療好肩周炎的,這類的牽扯性疼痛必須經由調整關節的整體肌肉協調性才可以治療好。

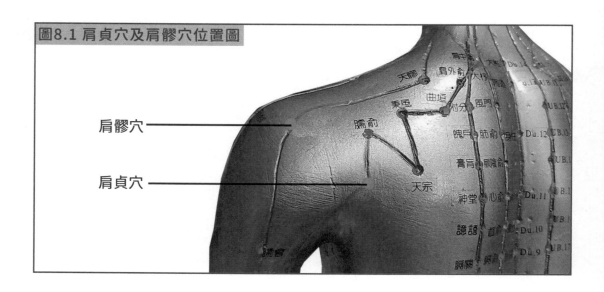

圖8.1 肩貞穴及肩膠穴位置圖

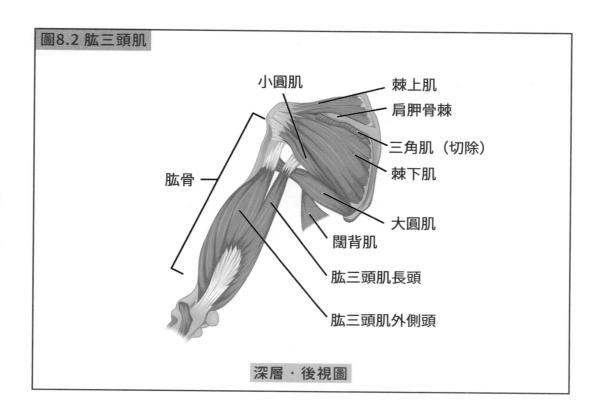

圖8.2 肱三頭肌

小圓肌　　　棘上肌
　　　　　　肩胛骨棘
　　　　　　三角肌（切除）
　　　　　　棘下肌
肱骨
　　　　　　大圓肌
　　　　闊背肌
　　　　肱三頭肌長頭
　　　　肱三頭肌外側頭

深層・後視圖

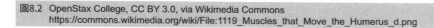

6 關節周遭的肌肉失去平衡,會引起受力不均衡造成軟骨「椎間盤」快速磨損。

以膝關節為例說明:

　　當髖關節承受力量有偏差時會造成「大轉子」周遭的肌腱僵硬或產生筋結,尤其當「股外側肌」與「股內側肌」產生僵硬或筋結時,股外側肌與股內側肌相互的協調性會出現差異,這種差異會讓膝關節肌肉因為拉力不均勻造成單點受力過大,單點受力過大的結果是膝關節「半月板」會因受力不均而磨損甚至破裂。

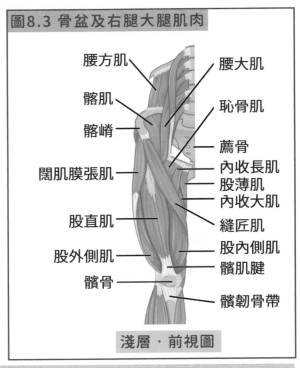

圖8.3 骨盆及右腿大腿肌肉

腰方肌　　腰大肌
髂肌　　　恥骨肌
髂嵴　　　薦骨
　　　　　內收長肌
闊肌膜張肌　股薄肌
　　　　　內收大肌
股直肌　　縫匠肌
　　　　　股內側肌
股外側肌　髕肌腱
髕骨　　　髕韌骨帶

淺層・前視圖

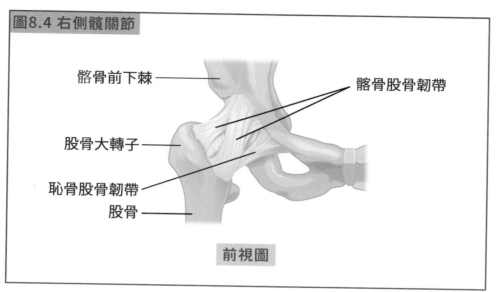

圖8.4 右側髖關節

髂骨前下棘

髂骨股骨韌帶

股骨大轉子

恥骨股骨韌帶

股骨

前視圖

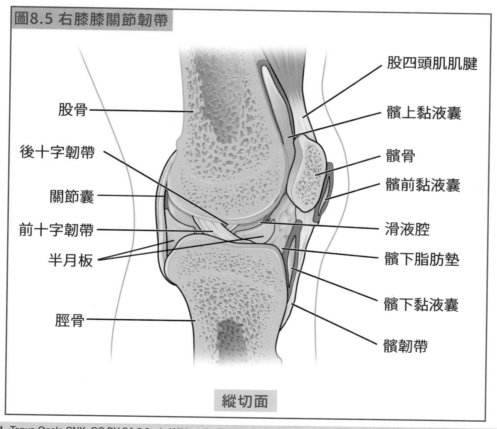

圖8.5 右膝膝關節韌帶

股骨

後十字韌帶

關節囊

前十字韌帶

半月板

脛骨

股四頭肌肌腱

髕上黏液囊

髕骨

髕前黏液囊

滑液腔

髕下脂肪墊

髕下黏液囊

髕韌帶

縱切面

7 肌肉已經僵直或有筋結、氣結等,必須將其鬆解開,
導引氣血恢復運行後功能才會恢復正常。

很多手臂無力的問題都是因為過度用力後的肌肉僵直甚至產生筋結或氣結,造成氣血不順暢而引起,從另外一種角度看是僵硬的肌肉失去原來的伸縮功能;找出造成手臂無力的僵直肌肉、筋結或氣結,用點、按、揉、推等常用的推拿按摩手法將其鬆開後手臂可立即恢復施力無障礙。

8 任何觀念正確的治療對患者都有一定的幫助,但治療方法的適用性會影響治療效率。

醫療技術的發明就是為了治療疾病,治療方法沒有最好只有更好,讓患者選擇適合自己而且對患者本身最有幫助的治療方式即可,即使是最基本與簡單的按摩都可以藉由促進氣血循環來達到一定的治療功效。

每個人都有先入為主的觀念,在治療患者時以為我們給患者的是無可替代的最佳治療。事實上,深入研究後會發現很多患者可以不必接受過度用力、頻率過高、侵入性、破壞性的治療方式會更好,尤其是膝蓋置換手術,如果患者接受手術的期待是康復後可以跟正常人一樣到處旅行或正常工作,大部分的患者恐怕要一輩子失望了。

平衡軸療法是以找回及促進身體結構各處關節的平衡為基調,使用的手法是可以到達深層肌肉的點穴手法,輔助以推拿按摩常用的點、按、揉、推等基本手法,只要將身體各處關節的平衡與協調性找回來健康也就跟著回來了。

妙手回春

9 高超的運動技術（巧），建構在肌肉間完美的協調性，而平衡是促進協調性完美的基礎。

打高爾夫球的人最能感受上面這一段話。一旦背部受傷或肌肉僵硬整個身體的協調性就會出現問題，唯有把整體背部肌肉的協調性及平衡找回來才可以讓球技恢復一定的水準或再上一層樓。

很多網球肘患者的痛點在手肘，病根卻是在肩胛骨，這種肩胛骨偏移引起的痛點在手肘的拉扯性疼痛，醫療人員往往會受制於「阿是穴」的概念延誤了大部分運動員痛症的治療。

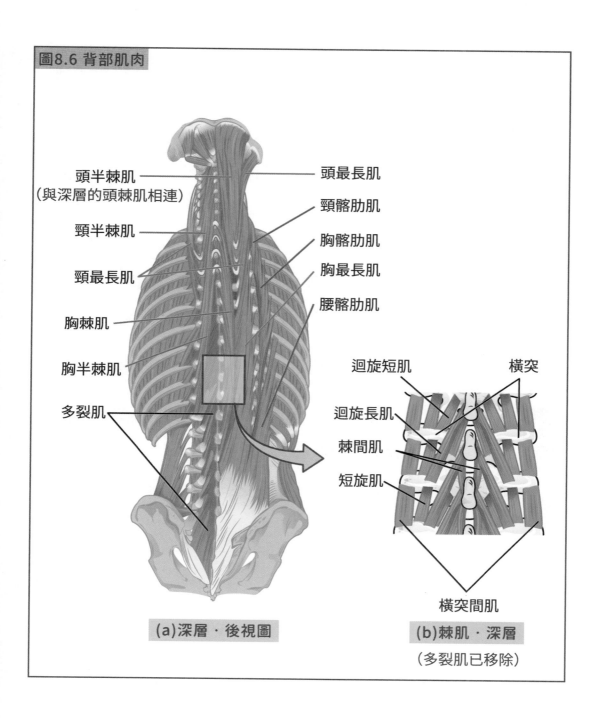

圖8.6 背部肌肉

頭半棘肌
（與深層的頭棘肌相連）

頸半棘肌

頸最長肌

胸棘肌

胸半棘肌

多裂肌

頭最長肌

頸髂肋肌

胸髂肋肌

胸最長肌

腰髂肋肌

迴旋短肌

橫突

迴旋長肌

棘間肌

短旋肌

橫突間肌

(a)深層・後視圖

(b)棘肌・深層
（多裂肌已移除）

煥手回春

10 恢復偏差的受力或支撐力方向，可以立即改變痛點減少患者痛苦。

　　擴大或恢覆原有受力面積，受傷痛點得以休息及修補；有些膝蓋退化的患者嚴重到半月板磨破，半月板磨破的患者走路是很痛苦的，改變膝蓋關節受力的支撐點可以立即改善站立及走路的痛感，受力點改變後原痛點可以減輕受力患處得以修補及復原。

11 僵直的肌肉、筋結及氣結等部位疏通開來後，血液、氧氣及營養供應順暢，大部分肌肉立即恢復彈性，可以快速有效的改善或消除因壓迫或氣血阻礙引起的酸、痛、麻。

12 患者指出的痛覺點未必是病根所以在，單純治療該痛覺點無法治癒及康復。

　　平衡軸療法強調身體結構各處關節的平衡性與肌肉協調性，除非是真正撞擊的疼痛點，在治療上平衡軸療法不在「阿是穴」的痛點多做著墨，平衡軸療法是透過解除肌肉僵直及打開筋結、氣結的問題點來找回身體結構以及各處關節的平衡性，身體結構上各處關節達到了平衡就不會有拉扯性疼痛，加上循環改善後可以減少身體各處關節或結構因為發炎性反應所產生的疼痛最終達到良好治療的目的。

13 解除骨刺（骨質增生）患者的神經刺激痛，在治療上的意義等同康復。

　　幾乎每一個人都會有骨質增生這個問題，如果增生的骨刺沒有刺激到神經是沒有任何不舒服的感覺的，在治療的方式上只要能解除患者骨質增生刺激神經的痛覺，讓患者不再有酸痛或針刺感等同患者恢復健康。用平衡軸療法的概念及方法，可以將造成骨頭間隙變狹窄的問題消除，也就是把僵硬或不協調的肌肉鬆開，骨頭間隙狹窄的狀況改善可以立即減緩骨刺的不舒服感。

14 唯有正確的治療觀念及方法，以及正確的治療程序
才可以安全、快速、有效的治療病患。

平衡軸療法是在於治療軟組織而且不對硬骨施予鋼性用力確保安全。特別是治療關節錯位時一定要注意治療程序與方法，要先將影響該關節的肌肉完全鬆開，唯有完全鬆開關聯肌肉後再進行治療，才不會造成關節復位時的骨裂或其他永久性傷害。

妙手回春

第九章

各類常見的
痛症治療

　　本章列舉各類常見的痛症名稱或症狀以及平衡軸療法在治療這類痛症的原理與方法，讀者可以鉅細靡遺的瞭解這類痛症或症狀應該如何處置與治療。

1 頸椎骨質增生（頸椎骨刺）

　　臨床上骨質增生的原因歸納為骨質的退行性變所引起。而正真的原因是身體的力學平衡出現了問題，身體為了代償缺失的那一部分，代償性的增生以得到補充，暫時恢復機體平衡。當身體某個部位不斷受拉扯加上發炎反應就很容易骨質增生，對身體而言骨質增生目的是鞏固與強化身體結構，就像腳不平的桌子，需要墊些小的墊片，使桌子得到平衡的狀態才會穩固。平衡軸療法從整個力學平衡入手，只要正常的力學平衡恢復了，那麼增生的那一部分也會因為氣血流暢無礙慢慢的失去其存在的意義，增生部分會慢慢地被身體吸收。也就是說恢復身體力學平衡後拉扯、發炎反應消除，壓迫神經等疼痛問題得以舒緩或解決，也因為力學平衡恢復氣血得以暢通增生自然會消失，從而達到治療效果。

　　頸椎骨刺發生的原因牽涉頭部轉向及抬、點頭相對抗力的問題，最容易發生的部位在第四節上下(C3-C4，C4-C5)及第七節上下(C6-C7，C7-T1)；C4的骨質增生與長期低頭、睡姿、外傷等相關，C7的骨質增生與C4發生原因類似，比較有差異是C7的骨質增生特別與肩背挑重物或長期睡過高的枕頭相關。不管在哪一段有骨質增生都容易引起手臂及手掌的酸麻，有些會伴隨疼痛的產生。

　　對於骨刺的治療問題，有一些概念必須要清楚了解：

1	每一個人都可能有骨刺增生的問題，有沒有病症在於骨刺有沒有壓迫刺激到神經的區別。
2	骨刺沒有壓迫刺激到神經是沒有任何痛症現象的，就是說只要沒有壓迫刺激到神經，就算有骨刺存在也是完全健康的人。

　　很多推拿按摩師傅會以為骨質增生可以透過按摩刺痛部位活絡氣血後消除，事實剛好相反，按摩刺痛部位會增加發炎反應促進骨刺生長造成患者更大痛苦。

　　平衡軸療法治療頸椎增生的方法首重安全，治療的施力點先避開有長骨刺的部分，以頸椎第四椎骨刺為例，把頸椎

上下肌肉鬆開治療，將枕骨下緣的頸部肌肉用撥筋或按推手法鬆開後，再將頸肩交接處的頸部肌肉以相同手法鬆開（大約第六頸椎的周遭肌肉），此時骨刺已經不會造成患者的不舒服了再用一般按摩手法的推法將第四頸椎表層肌肉稍微放鬆及活化，氣血活絡及循環恢復正常後骨質增生刺激神經問題即可康復。此施治方法正確的話，三次內可完全解決頸椎骨質增生（頸椎骨刺）問題。

治療骨質增生時，值得注意的是：
❶ 頭夾肌、頸最長肌等等的頸部肌肉幾乎都有跨越頸椎第七椎的平行綫。
❷ 在頸部問題的治療上，手法延伸到背部，在治療效果上是非常需要的。

骨質增生的治療非常忌諱：
❶ 從痛點直接按壓或推拿及刮痧治療，直接從痛點以上述方法治療，會造成患者的不適而且容易升高發炎指數加速骨質增生。
❷ 在痛點上直接施壓的方法，容易造成患者神經損傷。

　　阿是穴的錯誤治療方式會使骨質更加增生，若骨質增生嚴重緊壓及刺激神經時，患者的不適就只能靠手術切除的方法加以治療了。

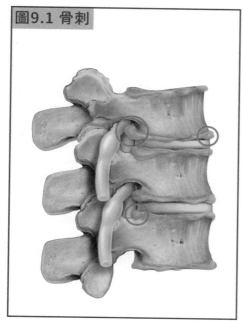

圖9.1 骨刺

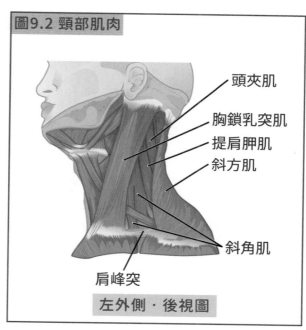

圖9.2 頸部肌肉

頭夾肌
胸鎖乳突肌
提肩胛肌
斜方肌

斜角肌

肩峰突

左外側・後視圖

2 頸椎間盤突出（頸部軟骨突出）

　　頸椎間盤突出發生的原因牽涉頭部轉向及抬、點頭相對抗力的問題，最容易發生的部位跟頸椎骨質增生類似，在第四節上下(C3-C4，C4-C5)及第六節上下(C5-C6，C6-C7)。治療頸椎間盤突出絕不是把突出部分壓回去那麼簡單，直接壓回去就算很幸運的沒有造成傷害，沒多久一樣會再突出。

　　平衡軸療法的理論是肌肉帶動骨頭，不是骨頭帶動肌肉，用牽引或正骨來達到身體協調性恢復，治療頻率必須頻繁才能有良好效果，或者必須輔助使用骨頭固定繃帶或器械才不會徒勞無功。由解開肌肉筋結、氣結的角度治療，恢復肌肉原有的彈性與協調性方法治療，可以事半功倍讓患者快速與安全的康復。

1	要治療頸椎間盤突出，要先了解頸部的肌肉（軟組織）結構，否則無從下手。
2	頸椎每一節都跟頸部直向的肌肉有相連，一旦單側肌肉（一般狀況都是單側但也有兩側的）過度僵硬就會造成兩段脊椎單側的間隙變小。

| 3 | 位於脊柱間保護的軟骨（椎間盤）因為骨縫間隙變小，就會受擠壓突出。軟骨突出壓迫神經造成反射區的酸、痛、麻就是患有頸椎間盤突出的疾患。 |

剖析頸部肌肉的結構幾乎都是從顱骨延伸到背部，因此治療頸部椎間盤突出的方法是：

1	必須從枕骨下緣肌肉開始治療起，例如頭夾肌、頭半棘肌等一直連接到背部肌肉都必須施予手法放鬆。
2	將僵硬無彈伸力的肌肉放鬆，讓控制頸椎轉向或擡頭低頭的頸部肌肉可以恢復彈性不再緊繃。
3	骨縫間隙可以擴大自然不會壓擠椎間盤（軟骨），突出部分可以安全歸位。

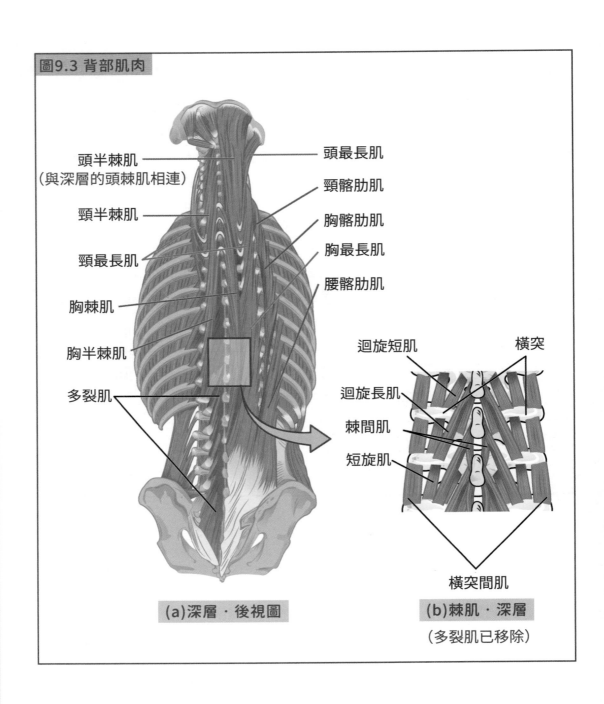

圖9.3 背部肌肉

頭半棘肌
（與深層的頭棘肌相連）

頸半棘肌

頸最長肌

胸棘肌

胸半棘肌

多裂肌

頭最長肌

頸髂肋肌

胸髂肋肌

胸最長肌

腰髂肋肌

迴旋短肌

迴旋長肌

棘間肌

短旋肌

橫突

橫突間肌

(a)深層・後視圖

(b)棘肌・深層
（多裂肌已移除）

3 頸椎脫位（滑脫）

　　自然狀況下頸椎是不太容易脫位的，大部分頸椎脫位都是外力引起，例如車禍、滑倒等事故產生頸部外力撞擊所產生。脫位的手法治療切記不可直接從脫位的位置施予任何手法治療，直接從脫位的位置施予手法治療容易造成骨裂傷害神經造成癱瘓！

　　從頸部與背部的解剖圖可以明確的看出：

1	頸部的肌肉延伸到背部及胸部或延伸到肩臂。
2	上述肌肉的走向與結構，在治療上是相當有意義的事情。
3	透過肌肉遠端的刺激，可以放鬆整個緊繃的肌肉群（這個道理與針灸有點類似）。

　　平衡軸療法的理論基礎是肌肉（軟組織）帶動骨頭，不是骨頭帶動肌肉，受肌肉牽引的骨頭會因為單側肌肉張力過大（人體是以脊柱為中間軸左右對稱）產生位置的偏移因而造成脫位。

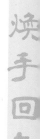

頸椎脫位正確的治療手法：	
❶	找出跨越脫位點的肌肉。
❷	從這些跨越脫位點的肌肉起端或止端，逐漸施予放鬆的手法。
❸	透過軟組織的放鬆，脫位的硬骨可以在自然的狀況下逐漸歸位。

上述治療方法安全、快速又有效，頸椎歸位後幾乎不會再反覆。

4 頸椎軟骨磨損

　　造成頸椎軟骨磨損的部位幾乎都在頸椎第三及第四節這二椎上，這是因為頸部結構力學原理所造成，正常的抬頭、點頭或頭轉動時，頸椎第三及第四節是活動量最大受力最多的部分，這二節硬骨中間的軟骨受力最多也最大因此最常磨損。很多的大型車輛司機長時間在車上開車，除了左右轉頭的幾率比一般人多之外，身體坐姿時車輛震動的力量出口普遍在腰部或頸椎，很容易有腰部及頸椎軟骨磨損的問題。

　　長期需要使用手臂用力工作的人，尤其是手臂有上擡前舉等動作，或需要長期低頭的上班族，因為使用到頸部特定肌肉或固定姿勢太久，肌肉使用過度的關係會造成頸、背部肌肉的緊繃，這種緊繃狀態的頸、背部肌肉會讓上下頸椎互相壓擠形成頸椎病相關問題；當頸椎互相壓擠時中間的軟骨受力會很大，一旦有轉向（頭）動作時就會磨損軟骨，或許有人會質疑認為頸椎軟骨間有滑液應該不會磨損，事實上當頸椎互相壓擠時滑液是可能分泌不足或潤滑度不夠的，有些人頸部不舒服時會刻意急速轉頭想舒緩緊繃感，更是會加速

69

頸椎間軟骨的磨損。當頸椎間軟骨壓迫或磨損到一定的程度後，一旦大力晃動頸部可能會嚴重壓迫頸部神經，輕者頭疼頭暈重則造成肢體癱瘓。

有位聯結車司機第一次來治療是因為二次腰部椎間盤突出手術後依然有坐骨神經痛的問題，經過平衡軸療法的治療後非常滿意治療結果；再次來治療卻是因為有頸椎神經嚴重壓迫問題而來，而且已經嚴重到會造成暈眩昏迷摔倒。在檢視無安全虞慮後，用平衡軸療法解除陳先生頸椎互相壓擠的所有相關聯問題，治療三次，不到一個月的時間陳先生的病情已經完全改善，雖然其三、四頸椎間軟骨幾乎已經完全磨損，因為頸部肌肉不再緊繃患者不再有暈眩昏迷等問題了。

此案例因為頸椎軟骨磨損造成神經壓迫問題的類型經常出現，在學理上認為軟骨磨損不可逆而且已經壓迫神經是非常嚴重的，尤其在患者會因為壓迫而導致昏迷更是病情嚴重到極點。在平衡軸療法的研究中發現，可以用一定的檢測方法與程序來判斷與確認，患者是否可以透過手法的治療達到自體修補與康復；首先要確認患者的頸椎壓擠問題是不是有辦法可以得到鬆解，有經驗的治療師透過觸診即可知道患者

頸部肌肉是否有異常的僵硬，異常僵硬的頸部肌肉代表頸椎間的軟骨是長期受壓迫而磨損的，用平衡軸療法的原理與方法安全的解除這種壓迫，患者頸部的不適感可以得到完全解除。在正常的狀態下當頸部肌肉沒有壓迫問題時患部的發炎係數會降低、椎體間的縫隙會變大，病情在自體修補的作用下可以達到非常理想的康復狀態。

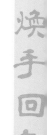

5 大椎穴隆起（富貴包）

富貴包是一個俗稱，意思應該是有這個包的人都是辛勤工作而來的，努力工作的人肯定會變成富貴的人。以前農村時代時常肩挑重物例如挑水，扁擔壓迫第七頸椎，長期壓迫後造成肌肉增厚或在第七頸椎周遭上的肌肉產生筋結、氣結形成富貴包。另外一種原因是因為挑重物壓迫頸椎造成頸椎前傾，從外觀上看來第七頸椎特別突出。

　　一般治療富貴包的方法各式各樣、千奇百怪但大都效果不佳，其中最不合適的是手術割除。從平衡軸療法的角度上看來，手術割除富貴包不但無法得到理想的治療效果，而且一定的時日後又會再度復發甚至更嚴重。為何如此的原因在理解肌肉張力原理與平衡軸療法的治療原理後更能清晰的明白其中奧妙。用平衡軸的觀念來看富貴包，大椎穴會隆起的原因相當清楚與簡單，無外乎就是**在肌肉調控骨架平衡的動作上因為不當用力或過度用力，肌力不平衡所產生的結果**。解析因為勞動需要肩膀用擔子挑重物的行為，在重力壓迫肩膀時斜方肌及小菱形肌需要相對應的抗力，因此會造成大椎

穴被拉扯隆起就形成富貴包，或者因為相對應的抗力在頸椎第七節附著的肌肉增厚、肥大形成富貴包。

　　另外一種形態的富貴包是長期睡偏高的枕頭引起大椎穴隆起，我們可以參考明代的仕官圖像便可以知其一二，明代流行高枕無憂普遍睡的是高的枕頭，人像圖中的人物幾乎都是有富貴包問題。不管是那種方式造成的大椎穴隆起，治療方式都是將富貴包周遭的肌肉完全放鬆；如果有牽涉人體骨架變形則必須先調整骨架回歸正位，這裏說的調整骨架並不是整骨而是透過治療肌肉的張力平衡來達到骨架定位。如果有肌肉已經僵硬形成筋結，為避免造成傷害需要先進行熱療再施行手法治療。以平衡軸原理進行的富貴包治療方法，在消除造成富貴包的因素後可以完全恢復健康，除非患者習慣不改變否則不會復發。

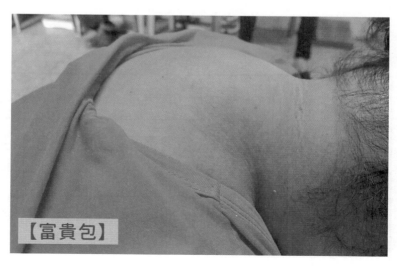

【富貴包】

6 媽媽手（狹窄性肌腱滑膜炎）

媽媽手又稱橈骨莖突狹窄性腱鞘炎，媽媽手嚴重的患者平時可能拇指到手臂酸麻，其不適感甚至會造成晚上無法睡眠，輕症者平時無感但手拇指需要用力時，例如打開瓶蓋、擰毛巾、使用鍋鏟、掃地等，就會格外酸麻無法施力。

在學理上的定義是患者位於手背拇指側的支持帶出現增厚，壓迫到其下方的伸拇短肌及外展拇長肌的肌腱和滑膜引起發炎腫脹產生不適；大部分患有媽媽手的患者由外觀上看來手臂不會特別腫脹甚至與常人無異，形成媽媽手的原因是過多使用手部單一性動作，重複過多的單一動作特定肌肉會超過負荷形成筋結、氣結，一旦影響手部動作的平衡後拇指到手臂酸麻的情形立刻出現。

1	形成原因是失去手部動作的平衡所造成。
2	媽媽手治療方式若用阿是穴的概念效果不佳或無法根治。
3	從酸麻部位的拇指或者手掌進行治療都無法達到良好的治療效果。

平衡軸療法主張的治療方法：	
❶	把整個手臂的肌肉協調性與平衡找回來，才是正確的治療方式。
❷	從手臂上的伸拇短肌、伸拇長肌等跟拇指相關的肌肉上面，找出僵硬部分或筋結、氣結。
❸	適度的將問題肌肉放鬆與打開，氣血流通後手臂與拇指的肌肉自然會恢復應有的張力與健康。

　　此種方法除了治療拇指的酸麻外也消除了可能已經偏差的手臂肌肉張力，特別是某些手臂非正常性特別彎曲的患者，透過這種治療角度與方法可以讓手臂再度變直，平衡軸療法治療媽媽手不但治標也治本。

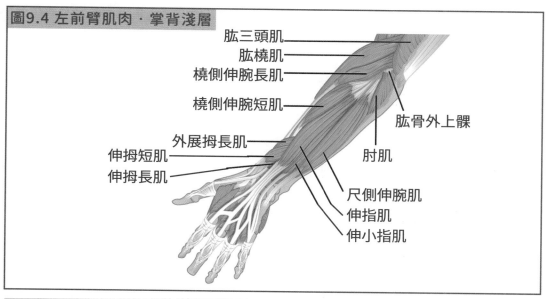

圖9.4 左前臂肌肉・掌背淺層

肱三頭肌
肱橈肌
橈側伸腕長肌
橈側伸腕短肌
肱骨外上髁
外展拇長肌
伸拇短肌
伸拇長肌
肘肌
尺側伸腕肌
伸指肌
伸小指肌

焕手回春

図9.5 左前臂肌肉‧掌背深層

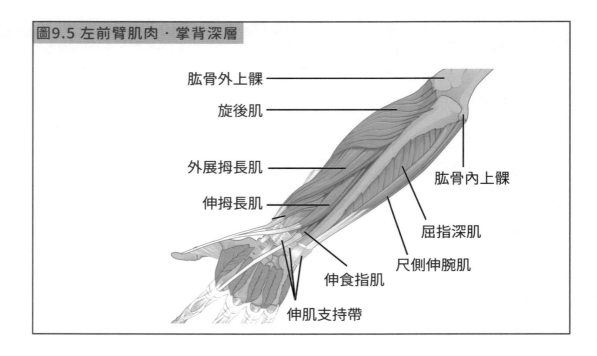

肱骨外上髁
旋後肌
外展拇長肌
伸拇長肌
肱骨內上髁
屈指深肌
尺側伸腕肌
伸食指肌
伸肌支持帶

7 網球肘（肱骨外上髁炎）

　　網球肘是肱骨外上髁周圍軟組織的無細菌性炎症，這類無菌性炎症在平衡軸療法的觀點中，是肌肉過度使用而細胞無法得到充足的能量（葡萄糖）所引起，當我們運動過度時細胞消耗太多能量需要及時補充，如果沒有及時補充就容易引起細胞發炎，這個跟近來骨科醫療院所會使用高純度的葡萄糖針劑，直接注射在無菌性發炎部位的治療相呼應。

　　網球肘一般比較容易發生在使用手臂運動的人，例如桌球及羽球運動員就是容易發生的對象。網球肘的痛點在肱骨外上髁附近，因此以阿是穴的治療概念就會在肱骨外上髁周遭加以治療，這種頭疼醫頭腳痛醫腳的治療方法，只能舒緩疼痛而且療效緩慢或幾乎得不到療效，有些患者本身氣血阻塞較為嚴重，過度使用阿是穴概念的治療方法會讓患者病情更加嚴重痛苦不堪。

平衡軸療法治療網球肘的正確方法：
❶　從平衡的概念著手。

❷	基本觀念是要將打球時整個手臂肌肉用力的結構問題找出來，凡球類運動用力過度或鍛煉過度的肌肉都會有僵硬或產生筋結、氣結肌肉。
❸	把筋結及氣結的部分用手法鬆解開來並將僵硬的肌肉放鬆，肱骨外上髁炎立即得到改善或康復。
❹	精確的治療部位與方法是以手肘為中心，考慮手腕及手肘用力的方向與角度。
❺	將各方向肌肉向下治療到手腕，向上到達手臂。
❻	不是每個網球肘患者筋結及氣結的位置都是相同的。

　　過度相信制式的治療部位會讓治療效果受限，一但治療方式制式化，求診患者的治癒率就只能接近60%而已，所以不必執著在治療哪條肌肉，凡是手臂打球會使用到的肌肉都有可能是造成網球肘的元兇，例如某些網球肘患者的問題肌肉是肱三頭肌，又某些網球肘患者卻是肩胛骨向外脫位引起的問題。這個治療原理看似籠統但卻能非常精確的鎖定問題點，就是平衡軸療法治療的精神，因為我們身體的動作是肌肉帶動及主宰骨頭，而不是骨頭帶動肌肉。

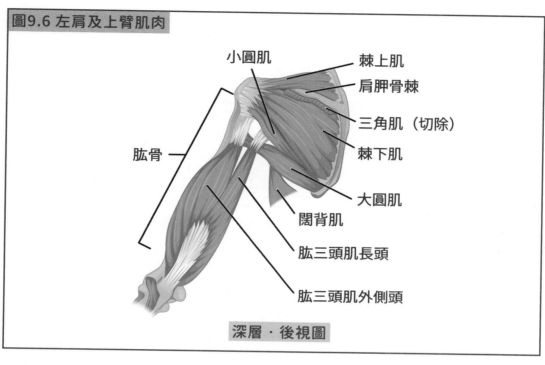

圖9.6 左肩及上臂肌肉

小圓肌
棘上肌
肩胛骨棘
三角肌（切除）
棘下肌
肱骨
大圓肌
闊背肌
肱三頭肌長頭
肱三頭肌外側頭

深層・後視圖

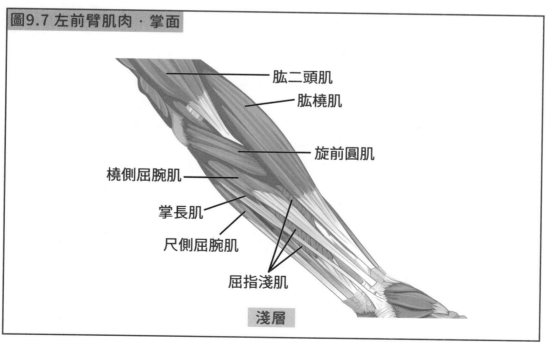

圖9.7 左前臂肌肉・掌面

肱二頭肌
肱橈肌
旋前圓肌
橈側屈腕肌
掌長肌
尺側屈腕肌
屈指淺肌

淺層

煥手回春

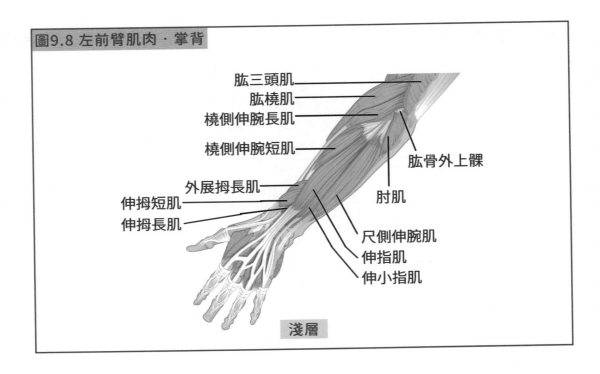

圖9.8 左前臂肌肉・掌背

肱三頭肌
肱橈肌
橈側伸腕長肌
橈側伸腕短肌
肱骨外上髁
外展拇長肌
肘肌
伸拇短肌
伸拇長肌
尺側伸腕肌
伸指肌
伸小指肌

淺層

8 高爾夫球肘(肱骨內上髁炎)

　　反覆做手腕屈曲和前臂旋前的動作容易造成肱骨內上髁炎。生物力學異常如前臂旋前力量不足、彈性不平衡等也是比較容易形成的原因，一般日常生活上最常出現在打高爾夫球的人身上所以又稱高爾夫球肘。因為痛點在肱骨內上髁及其附近，在一般的治療方法上幾乎都是以肱骨內上髁為治療中心點再向周遭放射狀治療；這種跟阿是穴一樣的治療方法忽略了肱骨內上髁炎發生的原因是 **「生物力學異常」** ，所以治療效果不甚理想。

　　既然生物力學異常是形成肱骨內上髁炎的原因，平衡軸療法的治療方式就不是只著重在肱骨內上髁的痛點治療而已 **，用力學平衡的概念及方法尋找手肘到手腕及手肘到手臂肌肉的異常部位** ，設法將肌肉異常部位的協調性恢復才能有初步的治療效果，特別是肌肉上已經有筋結的更是需要加以放鬆開才可以達到良好的治療效果。如果要特別指出需要治療的肌肉，那就是 **肱三頭肌靠近手肘的僵硬部分必須要將其放鬆。在沒有找出其他特別嚴重的問題前，處理肱三頭肌靠近**

81

手肘的僵硬部分就已經可以讓高爾夫球肘得到大幅度的改善了，特別值得一提的是長期打高爾夫球運動的人，因為**球的反作用力或者球杆敲擊到地的作用力會讓打者的肩胛骨移位（類似脫位）**，左背肌肉會有相當多的筋結，這類筋結相對頑強是無法用正骨或是整骨的方式解決的，**某些高爾夫球肘患者必須連帶治療好背部問題才能有良好的治療效果。**不管是治療肱骨內上髁炎或是肱骨外上髁炎，阿是穴在痛點上直接治療的方法都是錯誤的，**過度的在痛點上直接施力治療會讓炎症反應加劇刺激骨質增生形成骨刺。**

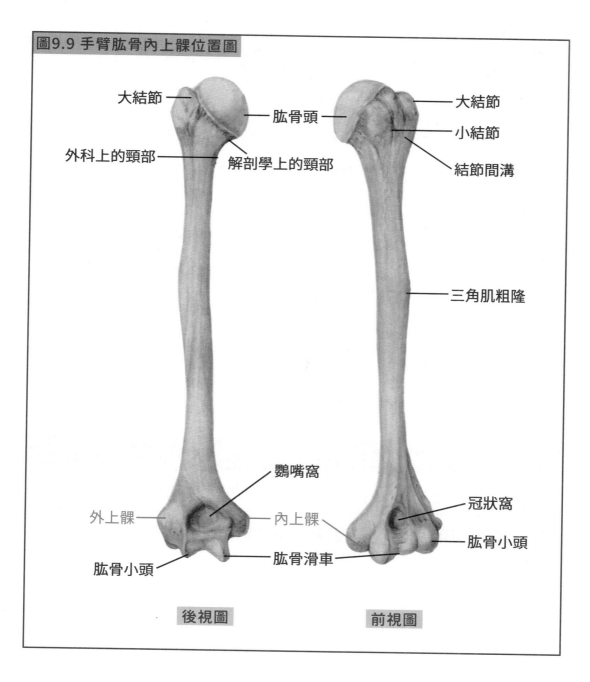

圖9.9 手臂肱骨內上髁位置圖

大結節

肱骨頭

大結節

小結節

結節間溝

外科上的頸部

解剖學上的頸部

三角肌粗隆

鸚嘴窩

冠狀窩

外上髁

內上髁

肱骨小頭

肱骨小頭

肱骨滑車

後視圖

前視圖

9 扳機指（屈指肌腱腱鞘炎）

　　扳機指是屈指肌腱鞘的發炎反應，患者早上起床屈指時有一指或多指手指卡在彎曲的位置無法伸直，尤其是食指或中指特別容易發生，嚴重時不局限在上述二個手指，除了明顯的手指卡在彎曲處無法伸直外，因為伴隨發炎反應，在患指手掌接近手指處按壓會有明顯的痛點。造成扳機指的原因一般認為與重複的活動傷害及發炎有關。醫界普遍認為破壞性的手術治療或者消炎針比較符合患者快速安全又有效率的治療指標。

平衡軸療法的治療觀念及方針認為：	
❶	手指卡住是發炎腫脹的肌腱無法穿越滑套所引起。
❷	過度使用而發炎的肌腱是因為氣血不暢達，細胞無法得到該有營養素進行修補及消炎。
❸	傳統復健或國術館用阿是穴的治療方法，在手掌的痛點上治療是幾乎無效的。
❹	治療扳機指的方法，如果使用阿是穴揉壓痛點法，會造成腱鞘發炎更加嚴重。

❺	破壞性的手術治療容易讓患者手掌筋膜沾粘，也未必可以讓患者安全無虞的恢復健康。
❻	手術治療過的患指雖然沒有問題了，但同手的其他手指短期內陸續產生扳機指的幾率相當高。

在醫學的角度上治療了患指而且康復了就是成功，其它手指的發病跟這個手術無關。沒錯，就治療的角度上是100%沒失誤的，但是患者卻無法達到真正的康復仍然需擔心其它手指的扳機指問題。平衡軸療法提供的是另外一種思維，是以患者利益為出發點的思維，找出病根一次直接解決患者所有的問題，讓患者的利益極大化才是徹底的治療。

平衡軸療法治療板機指的正確方法：	
❶	將手腕到手臂僵硬的肌肉，用熱療加揉按手法處理。
❷	讓氣血可以通達到手指，氣血暢達手指了，發炎現象自然可以解除，患者扳機指也可以得到康復。

需要注意的是熱療位置不在手掌而在手腕以上及手臂，在手腕及手臂的循環還沒順暢前，過度在手掌熱療會造成反效果，非但不能改善扳機指反而會更嚴重。

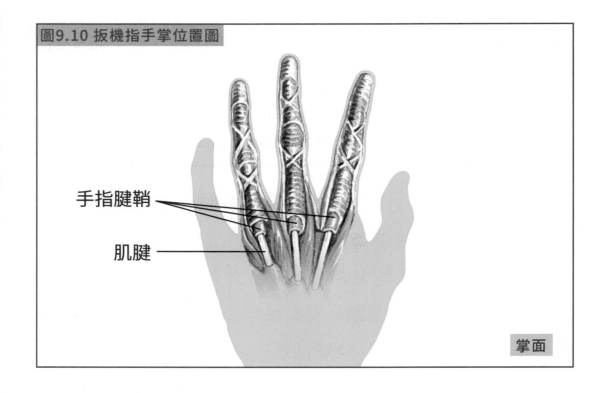

圖9.10 扳機指手掌位置圖

手指腱鞘

肌腱

掌面

10 手麻

　　手麻有很多種類型，各個原因不同治療方法也不一樣，如果貿然斷定手麻問題一定在頸椎壓迫，其結果可能大錯特錯治療錯方向。

　　常常有患者來咨詢我手臂酸、麻與無力的問題，而且這些來諮詢的人幾乎都面臨施行頸椎手術了，為了他們的健康我都會不厭其煩的說明與解釋，其手臂酸麻的可能原因與最佳治療方案，大部分的患者在聽完我的說明後都會抱持懷疑的態度，意思是說哪可能那麼簡單的方法可以治療好手臂酸麻，等到治療完成後他們又會一致覺得，簡直像變魔術一樣的快速又簡單。偶爾專業人士來交流治療的可行方法時，說的頭頭是道但都離不開阿是穴的理論與手法，論及如何治療才能避開或免除傳統治療方法的遺漏或缺失時，無人能提出好的理論根據或辦法。

　　我們必須默認一個事實，酸痛麻的患者越來越多，骨科、復健科診所、中醫骨傷科、針灸、拔罐、放血、酸痛推拿、甚至民俗療法的拍打、刀療法、國術舘都人滿為患，造成

這種人滿為患現象的背後原因值得思考，或許以前大家所熟知或是習慣的方法無法快速有效的治療好患者，上述地方或場所才會人滿為患。

因為教育制度的關係我們都太習慣在「理所當然」的情境中了！書本教育告訴我們手臂或手指麻治療頸椎，前輩、師傅、教授或老師也指導我們手臂或手指麻治療頸椎，於是我們已經很習慣的反應就是從治療頸椎開始著手，當思考邏輯定義在直接從頸椎著手進行治療再加上檢測報告中確實頸椎有某些問題，我們就完全忽略了徹底檢查或找尋病根這回事了。某些專業的人士會質疑我的理論認為患者明明有頸椎的壓迫，是的，頸椎在ＣＴ或Ｘ光的報告中或許真的有壓迫，但是頸椎壓迫一定是造成患者手酸麻的主要原因嗎？

良醫是把報告作為治病的參考，利用報告來找出患者的病根所在加以徹底治癒，一般醫生是把報告當成治病的唯一指標，不思索真正病根是什麼。就算是造成酸麻及無力的原因真的是在頸椎的壓迫點，只要不從壓迫點直接用阿是穴的治療手法也可以在安全無虞的方式下完成治療的，執著在頸椎問題恐怕又會掉入「理所當然」這個死胡同的陷阱中。

平衡軸療法將手臂酸麻清清楚楚的分類作為進行治療的方法指引，唯有分析正確治療才會確實到位，以下的手臂酸麻分類與治療方法分析可以讓專業人員及一般大眾參考，不是手麻就一定必須要進行頸椎手術，在施行治療時也可以更精確快速的找出患者的病根之所在。

Ⓐ手指麻

不是所有的手指麻原因都相同，平衡軸療法的分類方法依部位分成幾種手指麻原因，可以提供為治療患者時的一個明確指引方向。

A-1　五指指尖均麻，而手臂其他部分完全不感覺麻

通常問題在手腕或小手臂，造成原因為手腕上的橈骨與尺骨位置脫位，有些手臂用力過度的人在屈指深肌有筋結產生時除手掌無力外也有會五指指尖均麻現象。

治療橈骨與尺骨位置脫位的患者方面：
❶ 確認患者有無重摔手掌撐地的問題。
❷ 接著檢視橈骨與尺骨的平整性。
❸ 利用左右手的對稱性作一比較，可以看出橈骨與尺骨是否脫位。

❹	簡單的脫位將手腕附近肌肉施予熱療加手法，即可讓橈骨與尺骨恢復原位消除痠麻無力。
❺	若有牽涉骨架平衡與整體肌肉協調性問題的脫位，其問題點大部分在與伸指肌的伸展性出現問題。
❻	長期僵硬缺乏張力的肱橈肌與伸指肌相對於其他肌肉長度會變短，在這種狀況下會慢慢的把橈骨向外拉開，最後產生橈骨與尺骨的脫位。
❼	脫位後的手腕施力與受力出現偏差，造成氣血循環不良手指因此而麻。
❽	從氣血循環的角度來看，手痠麻是一種警訊，身體在警告我們應該供應的營養已經無法順利到達需要的部位了。

　　在屈指深肌有筋結產生的患者通常是手臂長期過度用力的職業性傷害，過度僵硬與肥大的屈指深肌會將橈骨與尺骨撐開造成氣血循環不良。將手臂適度的熱療後，直接用平衡軸療法的點穴法或是一般點、壓、揉、按法，將僵硬與肥大的屈指深肌僵硬打開患者可以立即恢復健康。五指指尖均麻的問題本質上與氣血流暢度有關，造成氣血流暢度受滯的問題在肌肉的過度僵化，而與神經受壓迫損傷的直接相關性比較低，從肌肉或軟組織的角度來治療可以達到快速又安全的治療效果。

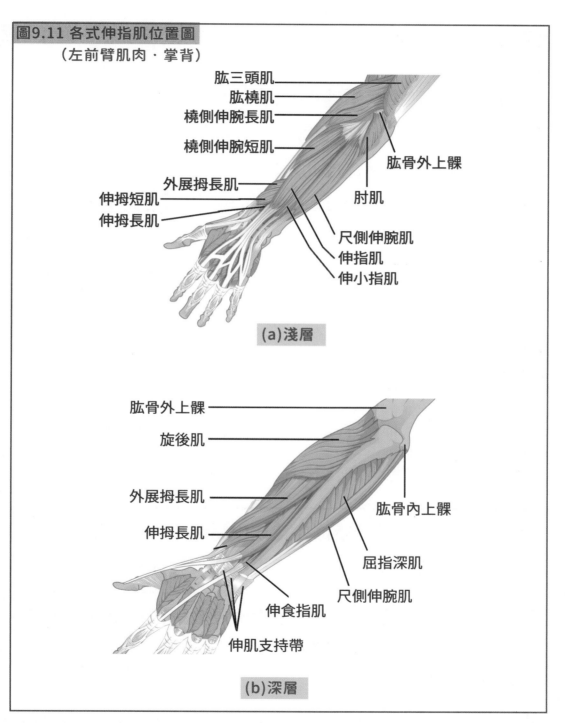

圖9.11 各式伸指肌位置圖
（左前臂肌肉・掌背）

(a)淺層

肱三頭肌
肱橈肌
橈側伸腕長肌
橈側伸腕短肌
外展拇長肌
伸拇短肌
伸拇長肌
肱骨外上髁
肘肌
尺側伸腕肌
伸指肌
伸小指肌

(b)深層

肱骨外上髁
旋後肌
外展拇長肌
伸拇長肌
肱骨內上髁
屈指深肌
尺側伸腕肌
伸食指肌
伸肌支持帶

A-2　拇指到中指麻

　　若為簡單類型與媽媽手（橈骨莖突狹窄性腱鞘炎）形成原因幾乎相同治療方法也相同。**會有落差的是腕關節上橈側肌肉有明顯筋結也會造成此現象**，另外一種複雜類型是需要患者手向外上抬平舉檢查患者在在胸大肌止端近肩關節處的肌肉是否有氣結，正確熱療後把氣結打開可以立即消除拇指到中指的手指麻，要特別注意的是此處在治療時要注意患者的疼痛感受問題。

A-3　中指到小指麻

　　若為簡單類型通常是尺側神經或稱尺神經出現問題，檢查步驟由手指往手臂向上檢查。

1	手腕橈骨與尺骨錯位會造成中指到小指麻，治療方法為把造成錯位的緊繃肌肉用手法放鬆即可解決。
2	包覆尺側神經的肌肉群過度僵硬會造成中指到小指麻，治療方法為檢視尺骨邊肌肉，如果有過度緊繃的就用手法加以放鬆。

| 3 | 肱三頭肌近手肘處肌肉過度緊繃或有筋結產生時，尺神經受壓迫就會產生手掌的中指到小指麻。中指到小指麻產生原因雖然是尺神經壓迫為主，但治療角度還是維持在軟組織的治療。 |

　　另外一種中指到小指麻的複雜型問題為患處在手臂肩關節的小圓肌附近，如果用要定位患處就在腋下大小圓肌到天宗穴的位置，檢測方法為患手手臂上抬平舉檢查患者肩關節背後下緣肌肉是否有氣結存在，把此處影響氣血下行的氣結打開即可治療好患者問題。

煥手回春

Ⓑ整個手掌麻

此處所指是手臂不麻只有手掌麻。與五指指尖均麻類型與感覺非常類似，患者常常無法說明清楚；通常問題在手腕，造成原因為手腕上的橈骨與尺骨位置脫位或腕隧道症候群所引起。橈骨與尺骨位置脫位的原因與治療方法，如《A-1 五指指尖均麻》治療方法所述不再重複。[1]

腕隧道症候群俗稱滑鼠手或腕管綜合症。是一種常見需要做重覆性腕部活動的職業病，多發於電腦使用者、木匠、裝配員等職業，學理上為正中神經傳導至手腕的腕隧道發生神經壓迫的症狀。腕隧道症候群在學理上雖然是屬於發生神經壓迫的症狀，探究其發生原因則是：

1	手腕部的韌帶出現問題。
2	在包覆手腕的韌帶發生彈性疲乏或纖維化時引起張力不均衡。
3	韌帶不均衡的張力會讓骨位產生偏差而容易形成正中神經的壓迫。

---

[1] 《A-1 五指指尖均麻》，頁89。

　　治療這種因為韌帶張力不均衡所造成的神經性壓迫是很容易以及安全的。

腕隧道症候群的治療方法：	
❶	在手腕部位進行適度的熱療。
❷	用推拿手法將韌帶鬆解開來。
❸	活化後的韌帶可以立即恢復彈性。
❹	在韌帶恢復彈性後受壓迫的正中神經可以獲得立即性的改善，手掌麻的問題也就解決了。
❺	有些複雜的腕隧道症候群類型，壓迫點不在手腕韌帶而是在大小魚際，在治療時需要適度的觸診不可以墨守成規。

ⓒ 手臂麻

C-1 整天酸麻

沒有特殊動作而手臂整天酸麻的原因，基本上有二種。

第一種原因是頸椎壓迫引起，尤其在：

1	頸椎 3-5 節神經的壓迫往往是直接造成手臂整天酸麻的原因。
2	頸椎壓迫引起的酸麻通常還帶有手臂無力感。
3	頸椎 3-5 節的壓迫不但會造成手臂整天酸麻，患者常伴隨有頭暈或頭疼的問題。

很多患者有頸椎3-5節的壓迫時，都會憂心匆匆的以為只有開刀手術一途了，有些患者甚至會以為不手術治療會造成癱瘓的嚴重後果。其實不然，只要治療方法正確3-5節壓迫的頸椎病患者是很快可以完全康復的。平衡軸療法的研究結論證實治療頸椎3-5節的壓迫，非但不會困難與複雜而且可以安全又快速的治療好。

要治療頸椎3-5節的神經性壓迫，首先我們要瞭解造成頸椎3-5節壓迫原因是什麼，如果只單純的看做是頸椎骨頭

壓迫神經就無法瞭解頸椎病的真正問題，無法瞭解真正問題就不能找到好的治療方法。平衡軸療法在觀念上不斷強調人體結構是肌肉帶動骨頭不是骨頭主宰肌肉這個觀念深具治療上的意義。

　　如果骨頭主宰肌肉在治療頸椎3-5節的壓迫上就只有手術一途了，因為傳統的整骨方法是在推擠頸椎上的骨頭，這種錯誤的方法只會讓病情更加惡化而已，不當的推擠骨頭進而傷害受壓迫的神經其結果不但病情加重甚至會造成患者癱瘓。在這種骨頭主宰肌肉的觀念架構下要安全的治療頸椎3-5節壓迫勢必只能選擇手術的頸椎置換術一種了。

　　用平衡軸療法的肌肉帶動骨頭的基礎概念來看頸椎3-5節神經壓迫的問題，病情就會變得很簡單與容易治療了，首先要知道：

1	頸椎 3-5 節的壓迫是因為連接在頸椎 3-5 節的頸部肌肉收縮與僵硬讓肌肉彈性降低造成緊繃所引起。
2	其中最直接影響的是提肩胛肌。
3	在適度的熱療後把頸椎連動到肩部與背部的肌肉全部鬆解開來，在鬆解開僵硬肌肉後頸部壓迫的問題可以立即改善。

燒手回春

4	其治療精髓在於僵硬肌肉造成骨間縫隙變小所以壓迫神經，適度的恢復相關連肌肉的彈性，骨間縫隙變大壓迫神經的情形立刻改善。

　　第二種原因是天宗穴氣血運行受阻引起，檢查天宗穴（肩胛骨凹陷處）是否有異常的肥厚，此穴位上異常肥厚代表氣血受阻，天宗穴氣血運行受阻的狀況下手臂也是整天酸麻（通常不帶無力感）。治療方法是在適度熱療後將肥厚的氣結用點穴法或按揉法打開均可以得到治療效果。此類患者如果手臂上舉動作不順暢的話附帶治療大、小圓肌治療效果更加良好。

C-2　工作後酸麻

　　工作後手臂酸麻的發生原因大都是背部血氣不通或肩胛骨異位壓迫神經所引起，而其肩胛骨異位的原因是過度勞動，某些肌肉因此肥大、僵硬產生張力不均衡。這種工作後手臂酸麻的問題大都在休息後可以得到緩解，尤其在適度休息加上泡澡或泡溫泉後酸麻程度會大幅度改善，但是只要工作疲累又會再犯。

1	檢查肩胛骨周遭肌肉群是否有肌肉增厚、僵硬或肥大的狀況，可以確認此類工作後手臂酸麻。
2	有些單臂酸麻的患者，可以明顯看出單側肩胛骨異常突出。
3	有些此症患者單從外觀看來已經有嚴重的駝背。

　　治療方法很簡單，適度熱療後用一般推拿按摩手法將問題肌肉（以肩胛骨為中心的周遭肌肉）鬆解開來效果立現。

C-3　睡到半夜酸麻

　　此類型手臂酸麻，首先要問診患者是習慣側睡或仰睡：

習慣側睡者手臂酸麻的原因：
❶ 習慣側睡者的問題大都在膏肓穴，側睡時氣血運行受阻礙所引起的手臂酸麻。
❷ 患者側睡時單側手臂貼床，身體重量壓床的反作用力向上貫穿身體到達膏肓穴。
❸ 如果膏肓穴本身已經受阻擋，加上這個反作用力的影響，氣血就會阻礙難行造成手臂酸麻。
❹ 治療此類酸麻只需把原來已經有問題的膏肓穴，經過熱療後用手法鬆解開來即可達到療效。

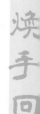

習慣仰睡者手臂酸麻的原因：	
❶	大都是天宗穴受阻擋。
❷	或者是天宗穴及膏肓穴氣血同時受阻所引起。
❸	讓患者站立觀察背後天宗穴（肩胛骨凹陷處）的位置，比一般人較為突出肥厚，即是天宗穴有受阻擋。
❹	治療方法同「C-1」所述，在適度熱療後將肥厚的氣結用點穴法或按揉法打開，均可得到相當良好的治療效果。

C-4　騎機車震動手臂酸麻

　　騎機車時雙手懸空握機車手把，使用的肌肉還是旋轉肌群（棘上肌、棘下肌、小圓肌、肩胛下肌）的四條肌肉為主，當機車遇坑洞而震動時力量反差比較大的位置是肩胛骨，所以天宗以及膏肓穴是造成酸麻的主要穴位，觀察患者背後天宗穴（肩胛骨凹陷處）的位置，比一般人較為突出、肥厚即是天宗穴的氣血運行有受阻擋；亦或是看酸麻臂的肩胛骨是否比正常臂突出，如果肩胛骨突出會阻礙膏肓穴氣血運行也是造成騎車手臂酸麻的主要原因。在患部適度熱療後，將

天宗以及膏肓穴肥厚的氣結用點穴法或按揉法打開，均可以
得到相當良好的治療效果。少數此類病症患者需加治旋轉肌
群才有療效。

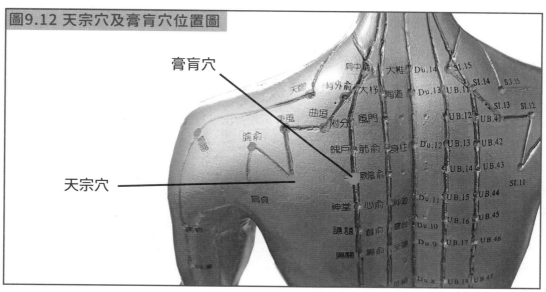

圖9.12 天宗穴及膏肓穴位置圖

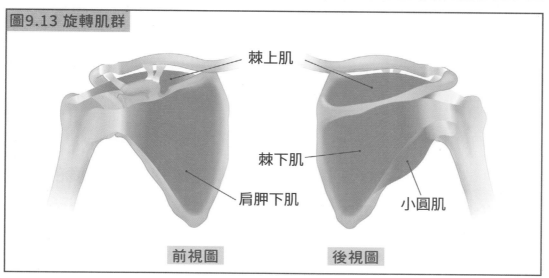

圖9.13 旋轉肌群

棘上肌

棘下肌

肩胛下肌

小圓肌

前視圖　　　後視圖

11 手掌無力

手掌無力的根源幾乎都是患者有跌倒手掌撐地過，比較患手與正常手會有某種程度的差異，患手的手腕關節比正常手的手腕關節寬，這是因為手撐地的力量讓包覆橈骨與尺骨的腕部韌帶受損無法恢復，加上外展拇長肌及周遭肌肉在撐地當下受損僵硬失去彈性與張力，形成這種手腕關節類似脫位的偏離形態。失去彈性與張力的外展拇長肌會持續拉扯手腕關節造成骨位不正確因而長期手掌無力。

以前國術舘或骨傷診所的治療方法是把分離的橈、尺骨推回原位，這種治療方法有短效但很容易反復無法根治。

平衡軸療法正確的根治方法是適度熱療後，用點穴或按揉法解除外展拇長肌及周遭肌肉的僵硬狀態，恢復外展拇長肌失去的彈性與張力後，再用原來的阿是穴手法將橈、尺骨歸回原位手掌可立即恢復力量。**治療完成後可以適度的使用護腕或繃帶，固定手腕關節幫助骨位定型縮短治療時程。**

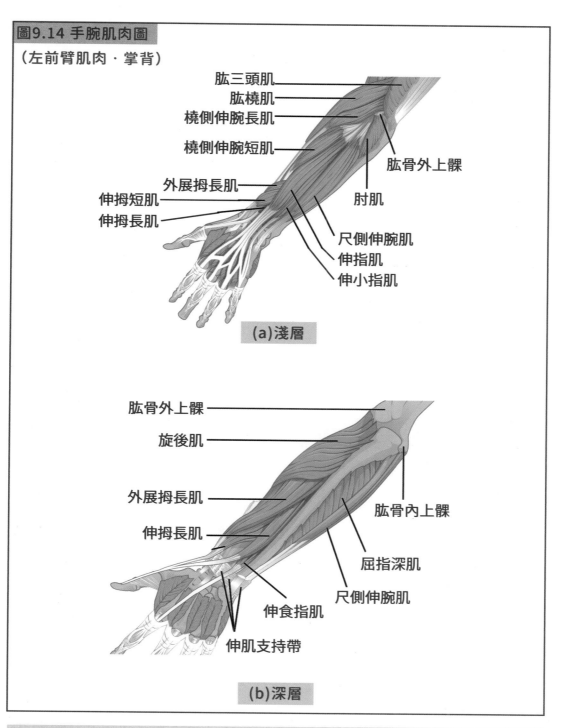

圖9.14 手腕肌肉圖
（左前臂肌肉‧掌背）

(a)淺層

肱三頭肌
肱橈肌
橈側伸腕長肌
橈側伸腕短肌
外展拇長肌
伸拇短肌
伸拇長肌
肱骨外上髁
肘肌
尺側伸腕肌
伸指肌
伸小指肌

(b)深層

肱骨外上髁
旋後肌
外展拇長肌
伸拇長肌
肱骨內上髁
屈指深肌
尺側伸腕肌
伸食指肌
伸肌支持帶

圖9.14　OpenStax, CC BY 4.0, via Wikimedia Commons
https://commons.wikimedia.org/wiki/File:1120_Muscles_that_Move_the_Forearm.jpg

煥手回春

12 手臂無法上抬

很多人會以為手臂無法上抬就是五十肩，其實兩者間有很大的不同；單純的無法上抬不帶發炎反應或者說輕微發炎但沒有沾黏，上抬時是無力感或僵硬或稍微痛，五十肩屬於範圍較廣的慢性無菌性炎症，發作日久引起廣泛的軟組織沾黏，手臂上抬或多種方向的手部動作均會有撕裂的劇痛。治療手臂無法上抬時施治者往往把焦點放在阿是穴痛點的肩關節，以為痛哪裏就揉壓哪裏就會好，這種治療方法非但不能改善反而會造成發炎。

正確的治療方式：
❶ 要從肩關節平衡的角度來評估治療位置。
❷ 最基本需要治療的是抬手時出力最多的提肩胛肌及拉扯或阻止手臂向上移動的小圓肌，這二個肌肉直接造成手臂無法上抬，若是這二個肌肉是僵硬的用熱療加手法把它鬆解開來立即可以改善。
❸ 需要附帶治療的是肩胛骨內緣及下緣的肌肉。
❹ 只要跟肩胛骨有相連接的肌肉是僵硬的或有筋結或氣結，都會讓肩胛骨的移動性受制，間接造成手臂上抬困難。

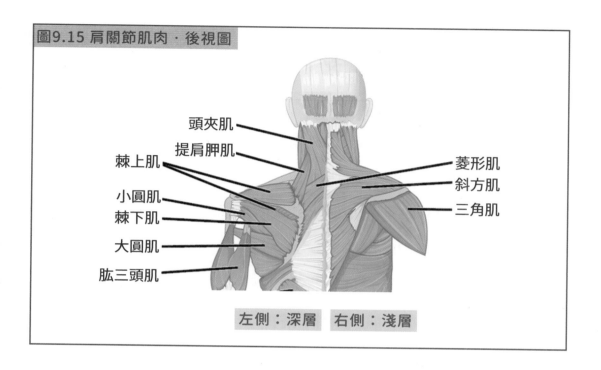

圖9.15 肩關節肌肉．後視圖

頭夾肌
提肩胛肌
棘上肌
小圓肌
棘下肌
大圓肌
肱三頭肌

菱形肌
斜方肌
三角肌

左側：深層　　右側：淺層

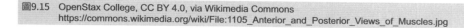

13 手臂無法後伸旋轉穿衣

這個類型的肩膀問題是比較複雜的，牽涉的肌肉除了旋轉肌群的四個肌肉外（肩胛下肌、小圓肌、棘上肌、棘下肌），還受肱二頭肌、三頭肌及其他所有與手臂及肩胛骨相關的肌肉協調與平衡性的影響。在無法後伸的問題上首要解決的是肱二頭肌與肩胛下肌的僵硬問題，在適度熱療後用手法將肱二頭肌與肩胛下肌鬆解開來後，手臂往後伸的問題可以立即改善，手臂往後伸後要再反折向上是非常難治療的，仔細檢查整個手臂及肩胛骨周遭的肌肉，凡是有僵硬或氣結及筋結的都需要全部鬆解開才能達到最佳療效。

在治療手臂無法後伸旋轉穿衣這個病症上沒有一個標準的治療方法，這病症每一個患者的問題肌肉無特定性，上述的相關肌肉的問題都有可能是主要原因，某些患者嚴重到手臂肘關節有筋結及變形更需要耐心治療，按上述方法先治療好往後伸的問題，再以觸診找出有問題的肌肉加以治療必能得到良好療效。

14 五十肩（沾黏性關節囊炎）

　　五十肩又稱為冰凍肩，發生原因一般認為與內分泌及發炎相關，屬於慢性無菌性炎症發作日久後引起廣泛的軟組織沾黏，使肩關節出現不同程度的功能障礙。

　　坊間有很多錯誤的知識認為可以用拉扯的方法將沾黏拉開，事實上用急性拉扯的方法很有可能讓發炎更加嚴重，造成患者極度的不適感加重病情。雖然大部分的沾黏位置在腋下，沾黏性關節囊炎並無特定的沾黏點，也就是說整個肩周的任何點都有可能是沾黏的位置，因此想打開沾黏並無特定的方向性，隨意的拉扯只會讓患者產生劇烈的疼痛感而已。

　　平衡軸療法的正確治療方法是讓患者自由移動手，避免治療師控制患者手的方向造成劇烈的疼痛，治療師由患者的動作中觀察哪一個角度受制約，再從受制約的肌肉來進行治療，大部分沾黏性關節囊炎的患者都是舉手困難，用熱療為主，手法為輔代替強力的揉壓或拉扯，將整個肩膀適度熱療後患者僵硬的肌肉可以獲得舒緩，手部舉起動作即可改善；

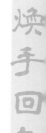

更進一步的治療是在熱療後，用點穴手法對抗僵硬的肌肉，可以快速有效的讓手上舉的動作得到更大幅度的改善。

　　治療僵硬肌肉的實際位置是小圓肌、提肩胛肌、膏肓穴及天宗穴。在適度熱療後治療上述幾個位置僵硬的肌肉可讓90％得到五十肩的人大幅度的改善及康復，剩下的10％肩周炎有可能是手肘部位有問題或頸椎有問題所引起，必須逐一檢查後才能知道病根所在。

15 駝背

駝背很多人會認為是人老化的正常及自然的現象；其實不然，如果是正常及自然的現象為何很多人終其一生背都直挺挺的不會駝呢？平衡軸療法的研究中造成駝背的原因有以下幾種：

Ⓐ脊柱兩側豎脊肌過度僵硬

手臂用力托起或拿取重物的動作，必須以背部作為支撐點，為了對抗物體的重量，背部肌肉必須相對應的增強張力因此變僵硬與肥大，其中最常看到的是婦女長期抱小孩後，除手臂變粗外背部也變駝，還有酒或飲料的搬運工長期需要彎下腰來搬重，也是特別容易有駝背的人。

人體的結構是相當完美的，而且身體本身會隨每個人的需要而進化或強化，這種強化的過程在平衡軸療法看來是屬害卻不夠聰明，因為身體只判斷了需要因此強化肌肉，將來不需要了卻不能判斷出來進而自行弱化；過於強化的肌肉會增厚，肩胛骨下緣的豎脊肌或擴背肌過度增厚就會在外觀上

形成駝背。有些也會因為肩膀肌肉群過度用力產生不協調後形成肩胛骨移位造成駝背更加嚴重。

平衡軸療法治療此類駝背的方法簡單又有效，將豎脊肌及擴背肌在適度熱療後，用點穴法點開即可獲得良好治療效果，需要特別注意的是發生駝背的患者很多是年紀大的長者，治療師在使用手法前一定要先做好熱療，把僵硬的肌肉先行軟化，另外在施力上也要特別注意力度避免造成患者的傷害。

某位患者的背部經常性疼痛，據他表述從學校畢業後開始工作就疼痛到就診日沒有停過，特別是晚上背部還會有抽痛的情形影響睡眠甚巨。經外觀檢查背部輕微駝背，觸診後發現左右肩胛骨均往外偏移，豎脊肌僵硬形成硬塊，經熱療及手法治療後病症立即消除大半，幾次治療後完全康復。

這種案例在實務上經常有只是往往被忽略，在問診的過程中患者表述大學時期熱愛打籃球有過度運動的事實，當年輕氣盛有持續運動時氣血旺盛，雖然已經造成瘀堵氣血運行不至於有太大影響，一但畢業開始工作停止運動後氣血旺盛不再，氣血流動緩慢或受阻勢必產生身體的不適。而且因過

度運動而造成的僵硬肌肉不會自動消除，因此產生骨骼位移或骨架形變因而造成酸痛或其他身體的不適。

Ⓑ 大椎穴隆起

長期肩挑重物或睡覺枕頭高度過高的人，往往會有第七頸椎突起的問題，有些甚至連第六頸椎及胸椎的1-3節都已經突出，從外觀上看來近似駝背只是位置稍微高些。

大椎穴隆起俗稱富貴包，富貴包形成的原因是因為肌肉受壓迫力所引起，與內臟無任何關係，正確的治療方法是用平衡的概念改變骨架結構而不是藥物，富貴包患者吃再多的藥物都無法消除富貴包；最錯誤的治療方法是把富貴包手術割除，出錯的骨架結構無法透過割除肌肉達到良好的治療結果。

大椎穴隆起的患者除了外觀上的駝背之外還容易有頭昏及頭疼的問題，因此富貴包是必須要進行治療的。如上所述正確的治療方法是用平衡的概念改變骨架結構，富貴包形成的原因是因為肌肉受壓迫力所引起，長期肩膀挑重物時提肩胛肌會因為受壓迫而越來越肥大與僵硬，有些甚至會失去原

妙手回春

有的肌肉彈性而一直維持在高張力狀態，慢慢的就會把第七頸椎向外拉出形成富貴包，更大的張力時連同第七頸椎上下的脊柱也一起拉出，形成較高體位的駝背。

治療手法是在熱療後將第七頸椎周遭的肌肉鬆解開來，特別是有些已經形成僵化或纖維化的提肩胛肌，一定要充分地讓它活絡過來，需要特別注意的是熱療的效果會影響治療的效果，熱療的越好，僵化或纖維化肌肉會比較容易用手法鬆解開來，而且熱療後組織軟化患者的疼痛感才不會太大。

在安全的考量上，治療師要記得施力的技巧在活化僵化或纖維化肌肉，切記不可直接大力按壓突出的第七頸椎，尤其是想用力把突出的頸椎按壓回去是絕對不可以的，過度的施力在頸椎的硬骨上非常容易造成患者的傷害造成無可彌補的遺憾。大椎穴隆起在《5 大椎穴隆起》有詳細說明治療方法。[2]

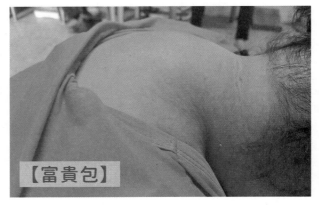

【富貴包】

[2]《5 大椎穴隆起》，頁 72。

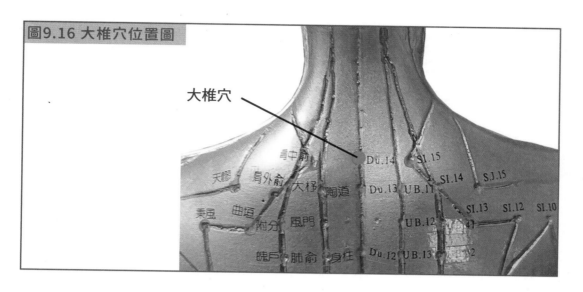

圖9.16 大椎穴位置圖

大椎穴

青中前
天髎　肩外俞　大杼　陶道
秉風　曲垣　附分　風門
皓戶　肺俞　身柱

Du.14　SI.15
SI.14　S.J.15
Du.13　U.B.11
SI.13　SI.12　SI.10
U.B.12
Du.12　U.B.13

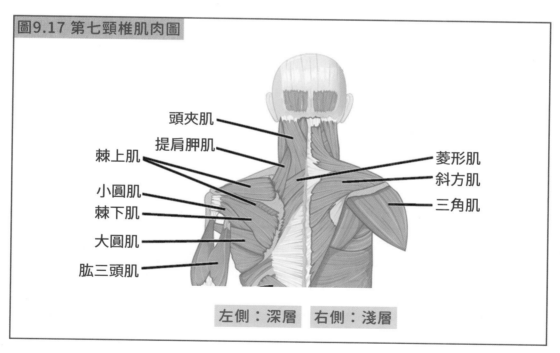

圖9.17 第七頸椎肌肉圖

頭夾肌
提肩胛肌
棘上肌
小圓肌
棘下肌
大圓肌
肱三頭肌

菱形肌
斜方肌
三角肌

左側：深層　右側：淺層

16 脊柱側彎

除非有外傷史，一般性的脊柱側彎好發期的年紀在小學四、五年級到國中這個階段，特別是女性在青少年成長期容易形成脊柱側彎，青少年成長期造成脊柱側彎的原因，大部分與單肩背負過重書包或單手提過重物品有關，在青春期形成的脊柱側彎往往會因為骨骼成長而變嚴重。不管是男女或任何類型的脊柱側彎嚴重時會影響成長、造成患者背部或腰部長期酸痛、駝背、阻礙氣血運行，更嚴重的甚至會因為身體變形造成內臟的擠壓損傷。

平衡軸療法研究分析造成脊柱側彎的原因，大致上有下列幾種：

1	青少年成長期單肩背負重物。
2	外傷引起骨架失去平衡所造成。
3	病毒或細菌侵入感染後，高燒引起神經受損造成單一肌肉痙攣後萎縮，導致骨架失去平衡。
4	單側肌肉長期用力過度、緊繃、僵硬，失去彈性導致骨架失去平衡。

Ⓐ青少年成長期單肩背負重物的脊柱側彎

此類型脊柱側彎損傷位置大部分在肩胛骨附近的胸椎，有些比較特殊的會在腰椎或者胸椎及腰椎均有，從外觀上看來患者會有高低肩、單側肩胛骨向後凸出等問題，某些會伴隨著肩、背或腰部的酸痛。

某些輕微病症的症患者會在成長階段因為運動將僵硬的肌肉拉開而恢復健康，大部分成長期形成的脊柱側彎會隨年齡增加而變的嚴重，此類負重壓迫引起的脊柱側彎，平衡軸療法正確的治療方法是，直接針對受損、僵硬、失去彈性或凸起的肌肉熱療後用手法加以治療，在肌肉恢復正常彈性後骨架可以受力平衡，短期內就會有不錯的治療效果。

Ⓑ外傷引起骨架失去平衡，所造成的脊柱側彎

這類的脊柱側彎大部分是撞擊類的外傷引起，因為患者受傷時日可能已經久遠，已有習慣性的代償肌肉，肌肉僵化若是嚴重，這類外傷引起的

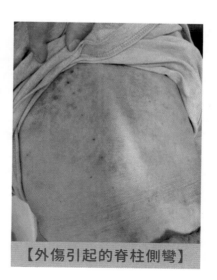

【外傷引起的脊柱側彎】

脊柱側彎治療是相對困難的，除了要考慮患者受傷復原後的骨架結構承受力外，治療人員還必須有能力及技巧，把深層的筋結打開才能有效率的治療好患者。

⊙病毒或細菌侵入感染後，高燒引起神經受損造成單一肌肉痙攣後萎縮，導致骨架失去平衡的脊柱側彎

此類型在外觀及定義上跟先天型脊柱側彎無異，這類型病症隨年紀增大肌肉會更加萎縮，肌肉萎縮到一定的程度後幾乎完全失去彈性很難恢復，除非能將萎縮的肌肉恢復彈性與肌肉耐力，否則很難不動手術讓患者骨架回歸平衡健康狀態。

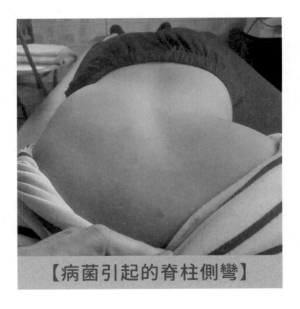

【病菌引起的脊柱側彎】

ⓓ 單側肌肉長期用力過度、緊繃、僵硬，失去彈性導致骨架失去平衡

最常見於打羽球、桌球、高爾夫、足球的運動員，另外工作或娛樂上，長期使用滑鼠形成的脊柱側彎也是屬於這類型。此類型從外觀上看來，不是有肩胛骨往外偏移就是有骨盆位移（普遍發生於足球員）的現象，平衡軸療法治療這類的脊柱側彎並不困難，只要把相應拉扯產生骨架偏移的肌肉鬆解開來即可達到不錯的治療效果。

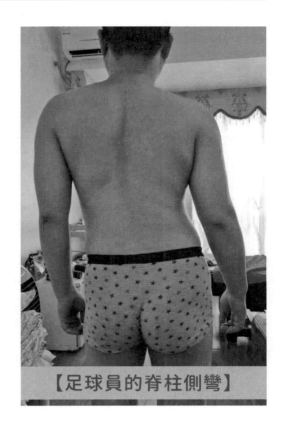

【足球員的脊柱側彎】

17 腰肌勞損

很多患者來看診未必是坐骨神經痛那麼嚴重的問題，但是腰部的酸痛不適也已經嚴重影響日常工作與作息，例如腰肌勞損就是最常見的問題。

1	因為固定坐姿太久或工作搬重物或是骨架失去平衡所引起。
2	長期豎脊肌僵硬缺乏彈性，會改變腰部脊柱骨骼的生理幅度形成腰肌勞損。
3	嚴重的腰肌勞損患者從外觀上看來腰部到臀部是平的（無生理幅度）。
4	有些案例中是生理幅度還在，但豎脊肌異常僵硬與突出感覺像是腰椎下陷。
5	各種腰肌勞損類型都是會產生腰部的酸痛與不舒服，特別是在有彎腰洗碗、彎腰洗頭髮、久坐起身或久站不動時，會有腰部酸軟無力感。
6	腰肌勞損患者若睡硬床會有平躺腰不貼床的情形，造成難睡失眠、躺久酸痛無力、轉身幅度受限、早晨起床腰部酸痛、坐矮凳後無法起身等。

　　因為大部分治療師太局限在「阿是穴」的治療概念，腰肌勞損用一般的推拿按摩手法治療，只有舒緩效果而無法根治。腰肌勞損患者的疼痛部位在腰部，從表象上看來腰部也確實是僵硬的，所以治療師會針對性的治療腰部，因為沒有沒有找到患者病根所在，所以很難達到良好的治療效果。

　　平衡軸療法從病症產生的原因來思考，不被表象所矇蔽可以找到正確的治療部位與方案，前述造成腰肌勞損的二大因素是固定坐姿太久以及工作搬重比較多，由這二個造成腰肌勞損的直接原因來找尋病根所在最為精確。

腰肌勞損的病症原理：
❶ 當我們維持坐姿時包覆骨盆的肌肉是在用力的，身體的重量整個壓在臀部的肌肉（例如臀中肌），固定坐姿太久會造成肌肉用力過度形成僵硬，這僵硬的肌肉拉力過大彈性變差，久之產生骨盆外擴拉扯腰部肌肉、改變脊柱原有的生理幅度與形態造成腰肌勞損。
❷ 上述的腰肌勞損病根在骨盆的肌肉，特別是大轉子及整個髖關節附近。

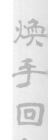

❸	另一工作搬重比較多的人時常需要用到背部到腰部肌肉的力量，當過度用力或過度疲勞時背部到腰部的肌肉例如脊椎兩側的豎脊肌會僵硬（有些說法稱為乳酸堆積）這僵硬的肌肉拉力過大彈性變差會將腰部肌肉的生理幅度改變形成腰肌勞損。
❹	第❸點的腰肌勞損的病根在豎脊肌接近肩胛骨的地方或腰部附近的豎脊肌或整體背部到腰部的豎脊肌。
❺	從骨架平衡與協調性的角度找出腰肌勞損的病根所在再進行治療是最好的治療方法。

18 腰椎骨質增生(骨刺)

腰椎的骨質增生與頸椎的骨質增生是一樣道理的，患部長期發炎較容易有骨質增生的問題，

> 發炎的原因大部分與氣血流暢性不好，細胞無法得到修補物質相關。

除非有外傷（例如車禍撞擊）或特殊狀況引起其他段脊柱發炎的現象，腰部的骨質增生幾乎都在3、4、5這三節(L3-L5)，有些比較特殊的會在骶骨上。

正常的狀況下，腰部3、4、5這三段脊椎間的軟骨比其他段軟骨厚，這是為了有良好彎腰幅度的特殊結構，也因為腰部3、4、5這三段脊椎承受了人體上半身的全部重量，在負荷大的情況下腰椎的3、4、5是最容易有損傷的脊椎，骨質增生不算是損傷，而是身體為了加強結構而自我產生的增生物質，從某個角度上來說，如果骨質增生不壓迫神經而且持續生長到連結上下二段的硬骨，會讓上下硬骨融合一起增加強度形成強而有力的軀幹。

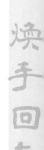

　　骨質增生的部位不適合特意的做推拿按摩等手法治療，用阿是穴概念的痛點治療更不適合，前述骨質增生是因為患部長期發炎所引起，**阿是穴概念的痛點刺激會讓患部發炎更加嚴重，增生更快速，骨質增生到一定的嚴重程度，無法用手法將骨縫間隙變大時，就只能靠手術治療了。**

平衡軸療法治療骨質增生的正確方法：	
❶	用手法促進身體氣血流暢性。
❷	透過增加流暢氣血運行，讓細胞得到需要的修補物質進而降低發炎係數。
❸	發炎係數降低可減緩及阻斷骨質增生，進而讓身體將骨質增生代謝掉。

　　不用推拿按摩等手法刺激患部又能促進循環，進而代謝骨質增生的方法是要適度熱療，適度熱療的意思是讓患部周遭相關的肌肉，都可以得到良好熱療來促進循環以及放鬆，手法上不用阿是穴概念直接刺激痛點的推拿按摩，而是把有拉扯到患部，會刺激患部發炎的相關肌肉群全部用點穴手法放鬆開，一旦治療方法正確會加大骨縫間隙，患者骨刺不接觸神經即可解除痛苦。

19 腰椎椎間盤突出

　　每二節脊椎間都有軟骨稱為椎間盤，在腰部的就稱腰椎間盤；椎間盤不會無緣無故的突出，所有椎間盤突出都是受擠壓才會突出。如果由X光片上來判讀椎間盤突出的患者，都有骨縫間隙狹窄的問題。

　　椎間盤受擠壓突出的原因大致上有外力撞擊、背肌長期緊繃、腰部閃到、骨盆移位產生腰部

> 腰部閃到：背肌快速收縮產生痙攣及僵硬造成急性椎間盤突出。

肌肉拉力不均衡以及腰部脊椎滑脫等因素；除非外力撞擊，椎間盤突出大部分都是在承重或活動比較多的頸部及腰部，因為這一段脊椎的活動量大，加上承重以及肢體彎的動作幅度大，所以軟骨容易受擠壓突出。

　　背部直立的主要支撐物是脊柱，脊柱的組成是一段段的脊椎中間隔著軟骨（椎間盤）相連而成，輔助以脊柱兩邊的肌肉（例如豎脊肌）來維持中軸線，另有其他各方向的肌肉來支撐、保護及協同完成各式的彎、轉、屈、伸等動作；所以在上述肌肉有過度緊繃或受外力撞擊時會對二塊硬骨間的

妙手回春

軟骨造成過大的壓力，在超過軟骨所能支撐的力度後就會向外側突出形成腰椎椎間盤突出。

腰椎椎間盤突出的重點：	
❶	若碰觸到坐骨神經就會造成坐骨神經痛。
❷	只有突出沒有碰觸到坐骨神經就不是坐骨神經痛。
❸	有些輕微痛症患者的X光片腰椎椎間盤雖然有突出，實際上只是腰肌勞損的患者。

大部分的患者知道自己有腰椎椎間盤突出，是因為椎間盤突出壓迫到了坐骨神經，因為有不舒服的情形後經過檢查才確認。患者如果未經過仔細檢查又表述不舒服的感覺局限在腰部酸軟或無法挺直，酸痛症狀不會延伸到臀部及腿部時，此患者應該是腰肌勞損而不是腰椎椎間盤突出的問題。

平衡軸療法正確治療腰椎椎間盤突出的方法：	
❶	將背部到腰部的深層肌肉在熱療後徹底鬆解開。
❷	特別加強在腰椎4、5節兩側與骨盆相連接的肌肉或腰髂韌帶。

❸	恢復肌肉或腰髂韌帶原有的彈性，可治療好腰椎椎間盤突出。
❹	必要時一併治療髖關節會有奇效。

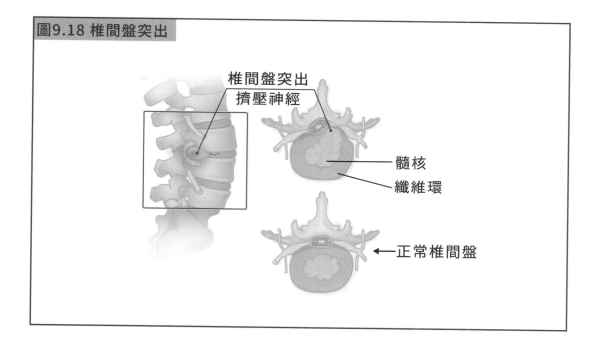

圖9.18 椎間盤突出

椎間盤突出
擠壓神經

髓核

纖維環

正常椎間盤

20 腰椎脫位（滑脫）

腰椎滑脫如果從「骨頭」硬骨的角度來看，只能看到結果很難理解其發生原因。因為：

1	滑脫的病症是腰部跟骨盆肌肉拉力失去平衡的結果。
2	無法找出造成滑脫的原因（僵硬與失去平衡的問題肌肉）就無法讓患者恢復健康。
3	因為是肌肉拉力平衡出錯，治療的方針如果從整骨或是正骨的角度來進行，需要治療很久而且曠日費時成效不大。

平衡軸療法的觀念治療腰椎滑脫必須：

1	先找出患者是因為哪些肌肉太緊繃、失去協調與平衡，把骨頭拉偏移了原本的位置造成腰椎脫位。
2	腰部一側的肌肉及臀部肌肉比另外一側來的僵硬及緊繃太多時才會造成腰椎滑脫。
3	這種僵硬及緊繃差距太多的原因大多是長期習慣不良、過度的單側運動項目（例如高爾夫、網球、桌球）或外力撞擊所引起。

4	腰椎滑脫是有可能會壓迫到坐骨神經的，因此患者疼痛表現未必局限在腰部的不適，很有可能會放射到腿部，也就是疼痛的表現跟骨刺及椎間盤突出有可能會是一樣的。
5	有些不一樣的狀況是疼痛在腰部側面往下延伸走大腿前面到膝蓋，此類型在治療上就必須特別注意大腿前側肌肉（例如股四頭肌）的放鬆。
6	腰椎滑脫的治療，如果沒有考慮肌肉及骨架的平衡，單純使用傳統的阿是穴療法來治療疼痛的腰部，是不會有治療效果的。

　　以上因素也是為何患者得到腰椎滑脫後，一致反映治療多年沒有成效的原因，唯有正確應用「平衡」的概念來設定及進行整體的治療，患者才能恢復健康。

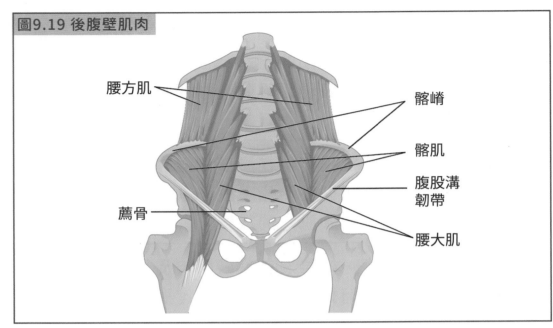

圖9.19 後腹壁肌肉

腰方肌
髂嵴
髂肌
腹股溝韌帶
薦骨
腰大肌

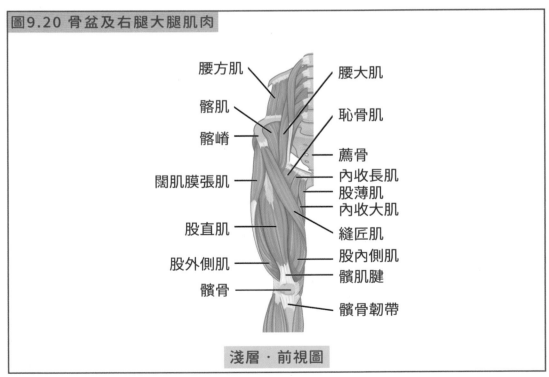

圖9.20 骨盆及右腿大腿肌肉

腰方肌
腰大肌
髂肌
恥骨肌
髂嵴
薦骨
闊肌膜張肌
內收長肌
股薄肌
內收大肌
股直肌
縫匠肌
股外側肌
股內側肌
髕肌腱
髕骨
髕骨韌帶

淺層・前視圖

21 坐骨神經痛

　　坐骨神經痛並不是疾病的名稱而是一種病症名稱，是形容當坐骨神經受壓迫時，會有一種疼痛難忍的感覺統稱為坐骨神經痛。坐骨神經是從腰部第三椎向下延伸走臀部一直到達膝蓋，有些患者壓迫點在第五椎下的坐骨神經，痛會越過膝蓋往下延伸除了坐骨神經外接續腓總神經，酸痛麻感可能從腰部經過臀部，再經過膝蓋後走小腿外側一直不舒服到腳底。

　　造成坐骨神經痛的原因通常是因為椎間盤突出、骨質增生（骨刺）、腰肌勞損、腰椎滑脫等等的原因讓坐骨神經受到擠壓或刺激而產生。因此，治療坐骨神經痛就是要解決產生擠壓或是刺激坐骨神經的原因才能產生良好的治療效果；椎間盤突出、骨質增生、腰肌勞損、腰椎滑脫等等原因的治療方法在各個分項內容中詳細說明。

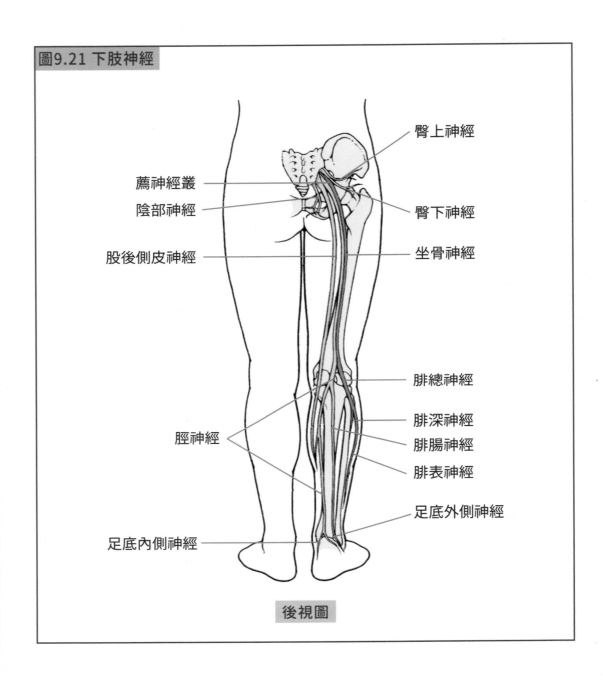

圖9.21 下肢神經

臀上神經

薦神經叢

陰部神經

臀下神經

股後側皮神經

坐骨神經

腓總神經

腓深神經

腓腸神經

腓表神經

脛神經

足底外側神經

足底內側神經

後視圖

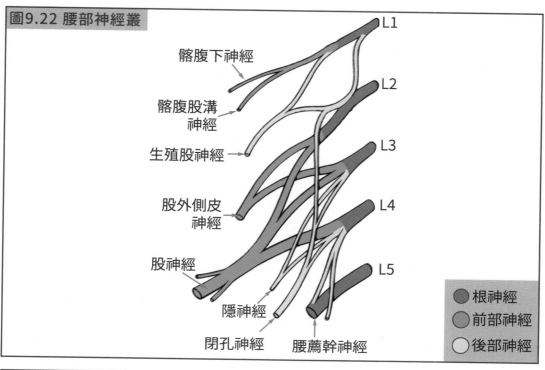

圖9.22 腰部神經叢

髂腹下神經

髂腹股溝神經

生殖股神經

股外側皮神經

股神經

隱神經

閉孔神經

腰薦幹神經

L1

L2

L3

L4

L5

● 根神經
● 前部神經
○ 後部神經

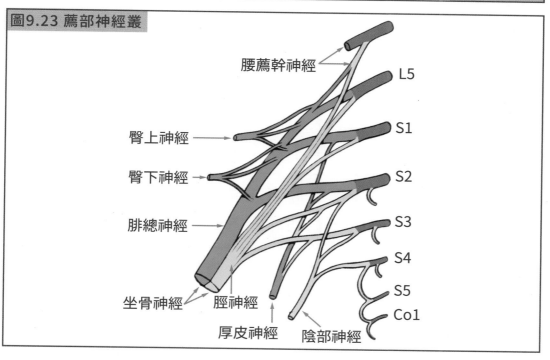

圖9.23 薦部神經叢

腰薦幹神經

臀上神經

臀下神經

腓總神經

坐骨神經

脛神經

厚皮神經

陰部神經

L5

S1

S2

S3

S4

S5

Co1

烧手回春

22 骨盆前移

　　骨盆前移（傾）是骨骼結構變形的一種現象而不是一種疾病名稱，最容易產生骨盆前移的患者是腿部運動量很大的人，特別是踢足球或是騎腳踏車過度的運動員，某些青春期練短跑的女孩子，因為在發育期骨架穩定度較差，過度強化大腿前側的肌肉長大後也很容易有骨盆前移問題。骨盆前移的患者會有以下問題：

1	走路腿部肌肉協調性差。
2	過於嚴重的骨盆前移患者，容易有腰部及大腿酸麻的問題。
3	酸麻呈現在腰部、大腿前側肌肉（例如股直肌）近髖關節或是股骨的大轉子處為主。
4	患者的感覺是腰部酸痛走左側、或右側、或兩側都有，延伸大腿前側一直到膝蓋為止。
5	一般性骨盆前移的不適感並不會太嚴重，如果不適感有再向下延伸經過小腿到踝關節時有併發症，通常是腰部脊椎有滑脫現象需要特別注意。

　　為了平衡骨盆前移所產生的身體配重改變，幾乎所有骨盆前移的患者都會有腰部肌肉增厚或僵化產生腰部不舒服。在踢足球的運動員患者中，常常有左右兩腳肌肉張力不相同的情形，兩腳肌肉張力落差過度大時會產生骨盆歪斜（這種歪斜如果產生在脊柱就是脊柱側彎），加重壓迫神經的病情造成患者極度的不適感。因為**骨盆歪斜這類病情壓迫點可能在腰部的坐骨神經，治療方法卻不適合用手術來解決腰部壓迫的情形，因為腰部的壓迫點只是現象，真正的問題是腿部的肌肉張力偏差。**

　　治療骨盆前移的方式在平衡軸療法的觀念架構下是很容易的：

1	必須把腰兩側及髖關節周遭僵硬肌肉在熱療後用手法打開。
2	特別是已經產生筋結的部分一定要適度放鬆開來，必要時可以加強熱療時間與力度，把正確位置的僵硬肌肉放鬆。
3	透過整體肌肉的彈性與協調性運作，骨架可以快速的恢復成原來正確的結構。
4	結構恢復健康後單一肌肉不會過度受力，酸痛麻的問題自然解除。

燒手回春

　　過度骨盆前移的患者，時間久了會造成髖關節周遭的肌肉萎縮，這種髖關節周遭肌肉萎縮的現象會造成患者行動障礙，這種行動障礙類型各式各樣都有，例如坐車下車時會軟腳、走路時腳會嚴重外八、走路時腳會痠軟無力抬不高，某些患者會被建議選擇置換髖關節。平衡軸療法的研究中，骨盆前移問題產生髖關節周遭的肌肉萎縮的患者，無需用手術治療也能恢復健康，透過活化萎縮的肌肉可以讓這類患者恢復健康。

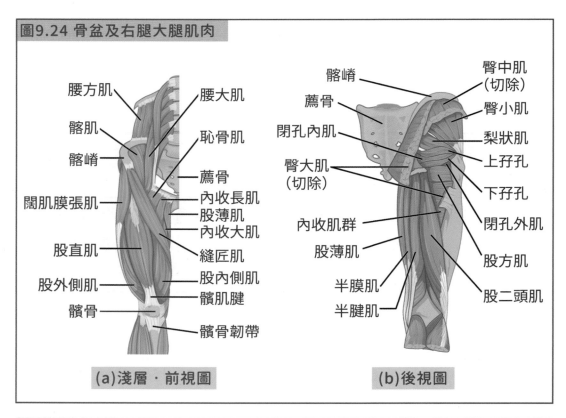

圖9.24 骨盆及右腿大腿肌肉

(a)淺層・前視圖

(b)後視圖

平衡軸療法精髓

23 膝蓋退化（膝關節退化）

　　膝關節退化不但是中老年人的通病，有越來越多的年輕人膝蓋也都提早退化，膝關節退化的年齡層有越來越年輕的趨勢，膝關節退化雖然不至於有生命危險卻大大的降低或影響生活品質，現代醫學雖然進步但對於膝蓋退化依然沒有完美的治療方法，大部分膝蓋退化患者在接受置換膝關節手術治療後肌耐力無法恢復良好狀態，通常會有患腿與正常腿不一樣長或是感覺患腿無法受力等問題，因此無形中會加重正常腿膝蓋（未做膝關節置換手術）的受力造成快速退化。

　　直接接觸有置換過膝關節的患者很多有如下反映：

　　「雖然不會痛了但已經感覺不是自己的膝蓋了，膝關節無法伸直、無法久站、走路無力、無法走遠，具體來說已經無法正常工作或外出長途旅行享受人生。」

　　要避免上述結果，在患腿接受膝關節置換手術後必須特別注重後續復健，徹底的把原來彈力不佳的肌肉拉伸開來才有可能恢復比較良好的膝關節活動力與肌耐力。

平衡軸療法精髓

　　大約距我寫書此時25年前，先父就已經破解了膝蓋關節退化的關鍵因素，以及找出了治療膝關節退化的正確方法，當時先父把關鍵技術傳授給了我，直到體會先父醫術的超群後我才潛心專研其中治療原理的奧妙，並把治療手法修正為一般人容易理解的方式，借此著述的發表感恩先父教誨以及救人德澤，寄望有緣接觸此書的讀者可以建立治療的正確觀念與方法，幫助更多患者恢復膝關節的健康。

　　如何正確與有效率的治療膝關節退化，可以從以下敘述的幾個基本觀念來進行：

Ⓐ膝關節退化的問題點不是單純在膝蓋，還牽涉髖關節及臀部

　　膝關節之所以可以活動是靠肌肉收縮帶動骨頭活動，從臀部往下延伸的肌肉群最終會跨越膝關節，靠肌肉等軟組織的伸縮讓膝關節可以屈及伸形成動作。在臀部的肌肉有硬塊就是筋結或氣結（也稱僵直或痙攣）產生時，阻礙氣血下行造成膝蓋細胞老化彈性不足進而影響功能形成退化。

　　從另外一種說法來看，肌肉上的筋結或氣結就如同在肌肉這個橡皮筋上打了個結，一但肌肉這個具有伸縮性的彈性物體有了結當然會影響其彈性與活動力。

平衡軸療法正確治療方法：	
❶	解除臀部阻礙氣血下行的障礙。
❷	恢復膝蓋周遭的肌肉彈力。
❸	讓膝蓋得到該有的營養進行細胞修補。

　　一般的牽引拉伸、復健、按摩、吃藥、休息都是為剋服了上述這三種障礙，膝關節才能恢復健康。

❸半月板磨損不是無計可施不能恢復

　　正確的骨架支持方式不會讓半月板磨損及受傷。半月板不會平白無故的磨損，其磨損原因為骨架支撐角度偏差加上第❹點所述氣血無法下行產生潤滑液分泌障礙所導致。當膝關節兩側肌肉拉力不均衡時，膝蓋受力角度會有偏差，原來平均受力的半月板會有受力不均衡現象，造成單一面積受力過度因而發炎積水甚至磨損。

妙手回春

　　最常造成膝蓋受力角度有偏差的主要肌肉是「**縫匠肌**」，恢復縫匠肌的肌肉彈性可以治療好大部分的膝蓋受力角度偏差問題。其他各個腿部肌肉群都有其特定的作用，治療膝關節退化只要逐一恢復這些肌肉群的彈性與肌肉均衡性，不管患者是已經退化成O型腿，或是X型腿都可以逐漸的恢復健康。

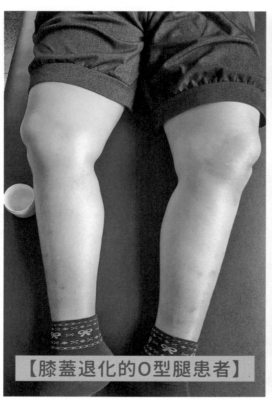

【膝蓋退化的O型腿患者】

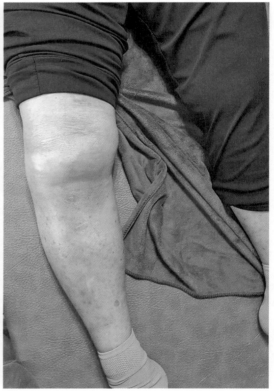

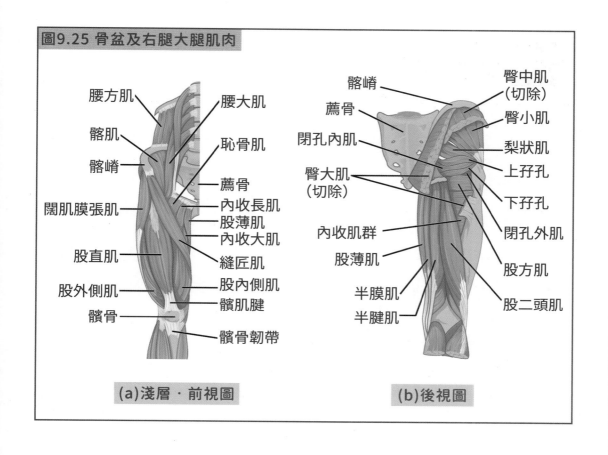

圖9.25 骨盆及右腿大腿肌肉

(a)淺層・前視圖

(b)後視圖

圖9.25　OpenStax, CC BY 4.0, via Wikimedia Commons
https://commons.wikimedia.org/wiki/File:1122_Gluteal_Muscles_that_Move_the_Femur.jpg

24 長短腳

　　長短腳顧名思義指的就是左右二腳的長短不同，大部分人的治療觀念是從外觀及骨頭的角度來看長短腳，以為肯定是短腳有問題，拼命的拉短腳結果完全得不到改善。正確的治療方法是要從學理來看長短腳這個問題，必須先瞭解為何會有長短腳，控制長短腳的機關（原理）到底是什麼？

以下為平衡軸療法正確的觀念與治療方法：

1	骨位不正確是產生長短腳的主要原因，然而並非一定骨位不正確的是短腳，很多患者骨位不正確的是長腳。
2	骨位不正確是要靠調整軟組織（特別是筋結、氣結）來達到治療效果，透過整骨或是牽引的方法會事倍功半，病症反覆的機率相當高。
3	在做觸診時患者某腿偏短，且股骨大轉子周遭肌肉僵硬則該腿骨位有問題；如果某腿偏短但是大轉子周遭肌肉無僵硬問題，除非是患者的髖關節有問題否則問題在長腿，此時要觸診患者大腿前側的肌肉特別是股四頭肌，在接近髕骨處有筋結則此腿骨位有問題，把這個筋結打開可以立刻改善骨位問題，讓腿恢復原有的長度。

4	以上1-3點的治療標準建立在骨盆沒有偏移的前提下，骨盆向右偏移則右腿長，向左偏移則左腿長，治療方法在先解決骨盆問題後再考慮1-3點的問題。
5	少數患者是複雜類型，可能有骨盆偏移又有一般長短腳問題。治療順序按身體部位由上往下治療為宜。

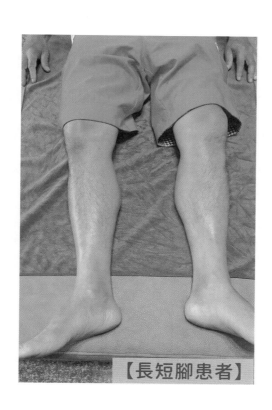

【長短腳患者】

25 足底痛（足底筋膜炎）

截至本書出版前為止，醫學上的論證或方法都不能快速安全有效的治療好足底筋膜炎，平衡軸療法提供的治療觀念與方法是新的、獨創的，可以徹底及快速安全的治療好足底筋膜炎。

首先我們必須從足底筋膜炎形成的原因著手來瞭解這個病症，一般狀態之下假設正常人的腳掌受力面積是100%，相對而言足底筋膜炎的患者，腳底受力面積是不足100%的，在受力比較集中在腳掌前側時，會造成腳掌前側單一面積受力過度，因受力過度而發炎疼痛在腳掌前側就是足底痛或稱足底筋膜炎。

> 透過使用特製鞋墊讓腳底著地面積恢復100%，就是現在很流行的足弓鞋企圖製造的效果。

大部分足底筋膜炎患者在早上腳掌落地下踩時特別疼痛，那是因為晚上睡覺時血液流動緩慢，發炎部位的細胞無法及時獲得葡萄糖來修補細胞降低發炎係數所導致，這種發炎及僵硬的反應在起身行動血流順暢後會改善，但也有些比較重症的患者是整天都在痛的。

平衡軸療法的研究，足底筋膜炎患者是：

1	腳底受力面積改變的結果。
2	探討足底受力面積會產生偏差與改變的病根部位是在踝關節。
3	有某些特殊案例是整體骨架支撐配重出現問題的。

　　我們先探討病根在踝關節的情形。足部的踝關節在走路時除了支撐身體重量外還有調控身體平衡的功能，整個踝關節上包覆了各方向的韌帶，韌帶的功能跟橡皮筋很類似，有調控方向與彈力控制的功能，在韌帶的彈性或張力出現問題時，腳掌的掌骨會出現方向及角度的偏移，這種腳掌掌骨方向的偏移會導致腳底與地面的接觸面積與原來的有落差，輕微的落差不會造成任何問題，但落差太大時腳底單一面積會受力過大，造成發炎或壓迫神經因而疼痛形成足底筋膜炎，也就是說足底筋膜炎是足底筋膜發炎的一種現象。

　　產生足底筋膜炎的原因是踝關節的平衡有問題，需要治療的正確位置在踝關節而不是足底筋膜，這也是為何一般的治療方法都無法有效率的治療好足底筋膜炎的原因。

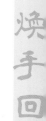

　　根據上述的理論說明，我們可以很清楚的明白足底筋膜炎的疼痛位置不會是每個人都相同的，有些人在接近腳趾的部分有些則是在足弓的部分，有些人偏腳掌拇趾的地方會痛，有些人則是腳掌偏小趾的地方會痛；至於疼痛在後面足跟的部分時又是另外一個問題了一般稱為足跟痛。

　　既然我們已經知道足底筋膜炎的病根在踝關節，透過治療踝關節上的韌帶彈性來達到調控腳掌著地平整度，是治療足底筋膜炎最快、最安全與最有效的方法。恢復踝關節韌帶彈性則必須借由熱療與手法的搭配才能見效。拋開原來根深蒂固的「阿是穴」治療概念，足底筋膜炎的正確治療部位不是在腳底也不是在足底筋膜而是在踝關節。

　　找出產生問題的病根與採取正確的治療方法，才能讓患者快速恢復健康，在平衡軸療法的架構下，患者的足底筋膜炎可以輕而易舉的恢復健康。

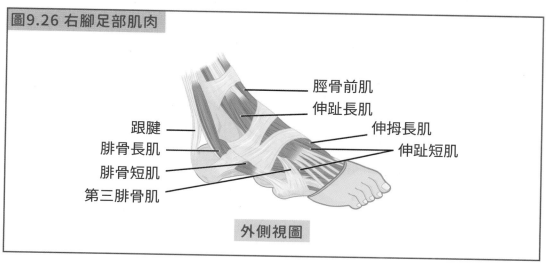

圖9.26 右腳足部肌肉

脛骨前肌
伸趾長肌
跟腱
腓骨長肌
伸拇長肌
腓骨短肌
伸趾短肌
第三腓骨肌

外側視圖

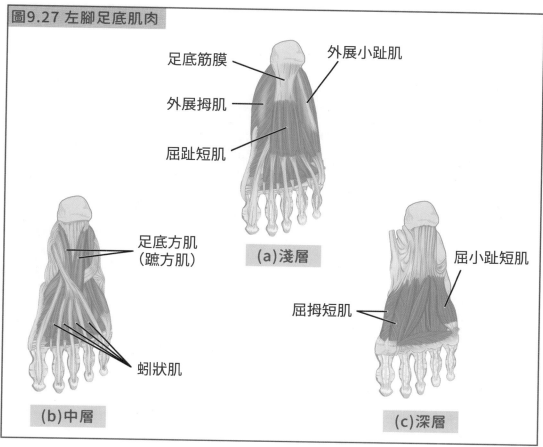

圖9.27 左腳足底肌肉

足底筋膜
外展小趾肌
外展拇肌
屈趾短肌

足底方肌
(蹠方肌)

(a)淺層

屈小趾短肌

屈拇短肌

蚓狀肌

(b)中層

(c)深層

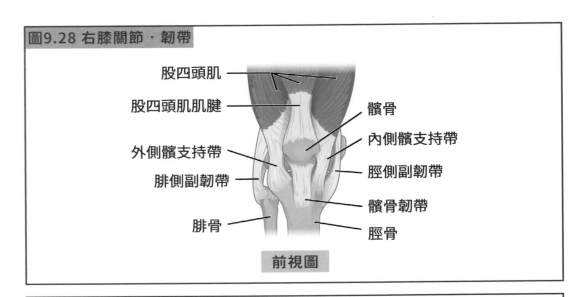

圖9.28 右膝關節・韌帶

股四頭肌
股四頭肌肌腱
外側髕支持帶
腓側副韌帶
腓骨

髕骨
內側髕支持帶
脛側副韌帶
髕骨韌帶
脛骨

前視圖

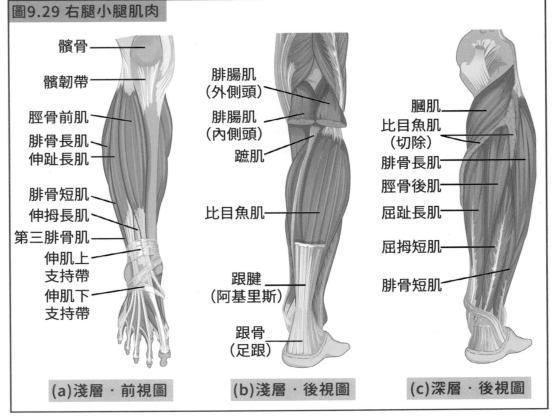

圖9.29 右腿小腿肌肉

髕骨
髕韌帶
脛骨前肌
腓骨長肌
伸趾長肌
腓骨短肌
伸拇長肌
第三腓骨肌
伸肌上
支持帶
伸肌下
支持帶

腓腸肌
(外側頭)
腓腸肌
(內側頭)
蹠肌
比目魚肌
跟腱
(阿基里斯)
跟骨
(足跟)

膕肌
比目魚肌
(切除)
腓骨長肌
脛骨後肌
屈趾長肌
屈拇短肌
腓骨短肌

(a)淺層・前視圖　(b)淺層・後視圖　(c)深層・後視圖

26 足跟痛

　　足跟痛的患者在檢查時，往往會發現在足跟有發炎甚至骨質增生的現象，大部分足跟痛的患者在聽到足跟有骨質增生（骨刺）時會選擇手術的方法去除骨刺。

　　事實上骨質增生只是發炎過久後產生的增生現象，只要不再繼續發炎，無需手術治療也可以完全康復。相反的沒有解決發炎的原因只是把足跟的骨刺切除的話，經過一定的時間足跟持續發炎還是會產生新的骨刺。

　　從平衡軸療法的角度看來，足跟痛跟足底筋膜炎其實是雙胞胎，產生的原理相同差別在痛的位置不同而已，共同的部分是問題點都在踝關節，不同的部分是足底筋膜炎產生疼痛的地方在腳掌心或靠近腳趾的地方，而足跟痛的痛點在足跟或其附近。

	平衡軸療法治療足跟痛的方法：
❶	透過治療踝關節上的韌帶彈性，來達到調控腳掌著地平整度。
❷	避免著力點太過集中在足跟可以改善足跟的疼痛感。
❸	在正確的治療踝關節上的韌帶彈性後，隨著腳掌著地面積及角度的恢復，足跟著地的疼痛感幾乎是立即大幅度改善的。
❹	等足跟的發炎狀況解除後，骨質增生會隨著循環恢復而代謝掉，患者可以不必過度擔心足跟骨刺增生的問題。

27 拇趾外翻

拇趾外翻是腳掌蹠趾關節向身體內側突出造成的形變，通常跟穿高跟鞋或鞋尖過度狹窄或夾腳拖鞋有關，有些患者表述無上面三種情形，在詳細問診後可以得知在成長期有穿太小的鞋子產生腳掌蹠趾關節變形，隨著年齡增長變形逐漸嚴重而產生，精確的說法就是與力學原理的施力點、受力點及力量出口有關。大部分拇趾外翻的患者會因為這個病症產

> 另外一種說法或研究是跟患者本身氣血不足有關，雖然跟本人研究有異曲同工之處但此處不特別討論。

生生活上相當多的痛苦及不方便，首先當然是無法穿一般的鞋子，拇趾外翻時蹠趾關節突出的部位會受擠壓造成發炎紅腫讓患者疼痛無法走路，經常勉強穿鞋行走後發炎過久的部分甚至會形成骨刺增生刺激神經讓患者更加痛苦難耐。

治療拇趾外翻首先要討論這個病症形成的原因及治療是可逆或是不可逆；我們穿高跟鞋或鞋尖過度狹窄的鞋子時拇趾前端有一個往後的作用力，而且大部分人正常的骨型是蹠趾關節稍微向內突出，這個向內突出的部分會是往後作用力

的出口，隨著穿鞋時間越長作用力越久，持續讓腳掌蹠趾關節受力的力量會讓拇趾外翻越加嚴重，也就是變形會越來越嚴重。在拇趾外翻初期我們觀察脛骨前肌及拇長伸肌是僵硬及稍微肥大的，這種僵硬及肥大的肌肉伸展性不好而且有緊縮力，隨著時間越久這種緊縮力在氣血流動窒礙下會越來越大，拇趾外翻就會越來越嚴重，直到氣血匱乏後肌肉轉而開始消腫、僵化、萎縮後就很難靠手法治療了。

　　因此治療腳掌拇趾外翻的方法隨著患者的嚴重程度不同重點也不同，大部分患者求診時患處肌肉已經是僵化、萎縮了，所以治療方針首要是先改變腳掌的腳型，從上述的脛骨前肌及拇長伸肌著手熱療後施予手法，在治療後患者腳掌會有角度的改變，原來一直擠壓腫痛蹠趾關節的內凸部分會不再受擠壓，患者可以馬上感受到穿鞋子的疼痛感解除或減緩，持續治療一陣子後，脛骨前肌及拇長伸肌氣血充足患部即可恢復健康，唯一不完美是由於氣血匱乏後轉而消腫、僵化、萎縮的肌肉需要比較多次的治療才能完全恢復完美骨型，以醫療的角度而言只要患者穿鞋不再疼痛即已經達到良好的治療效果了。

圖9.30 右腿小腿肌肉

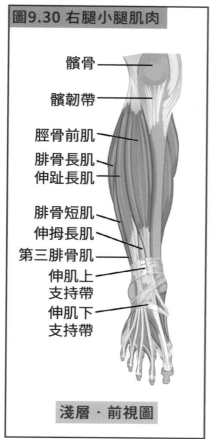

髕骨
髕韌帶
脛骨前肌
腓骨長肌
伸趾長肌
腓骨短肌
伸拇長肌
第三腓骨肌
伸肌上
支持帶
伸肌下
支持帶

淺層・前視圖

圖9.31 足骨

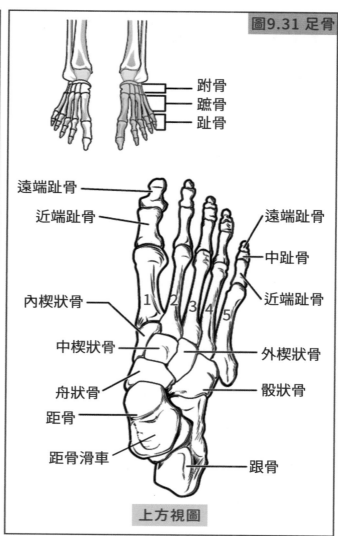

跗骨
蹠骨
趾骨

遠端趾骨
近端趾骨
遠端趾骨
中趾骨
近端趾骨
內楔狀骨
1 2 3 4 5
中楔狀骨
外楔狀骨
舟狀骨
骰狀骨
距骨
距骨滑車
跟骨

上方視圖

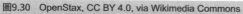

28 髖關節壞死

　　髖關節是由髖臼及股骨頭所組成，在身體的負重上佔有很重要的地位，上半身的重量經過骨盆後分成左右兩側來支撐。左、右髖關節是第一個支撐關節再往下是膝關節，不管哪一個關節均有平滑的軟骨及潤滑液覆蓋在上面。初期的髖關節壞死是髖關節周遭肌肉開始僵硬及緊繃降低髖關節的活動力，嚴重的髖關節壞死在實務上可能是軟骨的嚴重磨損不堪使用或者是股骨頭壞死亦或是兩者的加總，骨頭壞死指的則是指骨頭因沒有血液及養分的供應因而細胞死亡。骨頭壞死時會失去生物力學的支撐力無法支撐體重，病情嚴重時會產生骨頭崩塌、磨損或斷裂。倘若髖關節壞死嚴重股骨頭崩塌後只能靠置換髖關節加以治療。

　　患者髖關節壞死的原因可分為外力引起或非外力引起；外力引起的原因大部分是車禍或是摔倒遭受外力撞擊，此類外力撞擊造成股骨頭骨折連同輸送營養給股骨頭的血管也斷了，產生股骨頭因缺乏營養供應而壞死。某些外力撞擊會併發脫位，關節軟骨因而受損造成髖關節長期發炎積液，最終

氣血運行受阻，髖關節周遭細胞得不到營養及血液的供應造成壞死。

> **非外力引起的髖關節壞死：**
>
> ❶ 最常見到是發生在過度負重或運動員的運動傷害上。
>
> ❷ 單側過度負重者更是髖關節壞死的好發族群。
>
> ❸ 左右髖關節在結構上是承受身體上半身的重量，當身體負重時承受力加大，負重再加上單側負重過度時髖關節周遭肌肉與韌帶的協調性會偏差。
>
> ❹ 任何關節周遭的肌肉及韌帶協調性偏差都會造成軟骨在受力的部位快速磨損。
>
> ❺ 某些協調性偏差會造成輕微發炎積液形成痛症，在神經有受擠壓後引起部分肌肉的痙攣與僵硬最終氣血運行受阻，髖關節周遭細胞得不到營養及血液的供應造成壞死。

　　在運動傷害引起的髖關節壞死部分，最常見於專業的足球運動員，大量的腿部肌肉運動加上踢球的力度，使髖關節周遭肌肉與韌帶的協調性偏差，最終造成髖關節壞死。在醫學上會認定某些髖關節壞死原因不明，此類髖關節壞死原因之所以不明的因素，是肌肉與韌帶的協調性偏差無法透過儀器來判定。

嚴重外傷的患者通常會造成肌肉與韌帶的協調性偏差，而且重傷的患者通常需要打大量的消炎劑或類固醇，所以有些研究上指稱，髖關節壞死是跟打大量的消炎劑或類固醇相關。

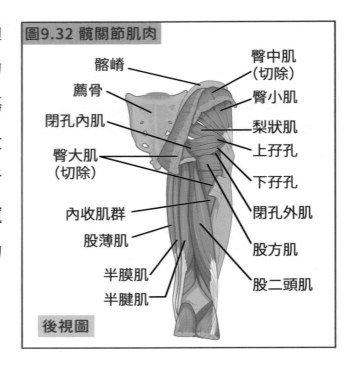

圖9.32 髖關節肌肉

髂嵴
薦骨
閉孔內肌
臀大肌（切除）
內收肌群
股薄肌
半膜肌
半腱肌

臀中肌（切除）
臀小肌
梨狀肌
上孖孔
下孖孔
閉孔外肌
股方肌
股二頭肌

後視圖

1	不管是外力或者非外力引起的髖關節壞死患者，治療的方法沒有太多的差異。
2	首先要有適度的熱療，有適度的熱療才能夠讓僵硬或已經萎縮的肌肉活化。
3	熱療再加上手法的治療則事半功倍，二種方法的搭配可以加快患者的康復速度。
4	在患者氣血運行無障礙後壞死的股骨頭可以重新注入營養而恢復健康，僵硬或已經萎縮的肌肉可以軟化及恢復彈性。

29 上樓梯雙腿無法使力或無法蹲下

　　腿部無力上樓梯或是無法蹲下是一種綜合性退化的結果，造成此結果的問題不在單一部位，通常是膝蓋跟骨盆的綜合性退化所形成的結果，所以解決此類問題如果從單一方面考慮就無法將患者治好。

1	不管是上下樓梯或是下蹲的動作，都牽涉雙腿的屈、伸膝動作。
2	跟雙腿屈、伸膝動作有關的肌肉僵化或勞損，都會直接影響這些動作的流暢度。
3	肌肉僵化或勞損嚴重的話患者無法控制力道，因此都會有使不上力或無力的感覺。

　　平衡軸療法將此病症所產生的主要因素分為以下三種：

Ⓐ 大腿前面肌肉問題

　　有些過度使用大腿前面肌肉（例如股四頭肌）的人，在施力角度不適當時會有肌肉鍛鍊不均衡產生腿部的問題，髕骨外翻就是最典型的大腿前側肌肉（軟組織）有問題的一種

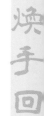

，觸診髕骨外翻的患者都有大腿前側肌肉向身體外側偏移的問題，而且外廣肌很明顯的特別僵硬，這種偏移與僵硬在患者下蹲時股四頭肌收縮角度偏差造成患者下蹲困難，也形成患者上樓梯時腿部無力。

Ⓑ 大腿後面肌肉問題

此類型大部分是附著在大轉子上的肌肉，以及臀中、臀大肌因為勞損或是筋結所產生的收縮與舒張窒礙問題。一旦上述肌肉出現問題，在下蹲時肌肉長度受限或者患者感覺平衡受阻因此無法下蹲，如果下蹲時有膝蓋疼痛問題是因為緊繃產生壓迫神經的疼痛。

平衡軸療法治療上樓梯雙腿無法使力，或無法蹲下的患者首重恢復肌肉彈性，將患者肌肉（軟組織）的僵硬或筋結消除，患者不管是下蹲的平衡感或緊繃或壓迫神經疼痛問題均可以得到解決。

Ⓒ 單純膝關節退化問題

附著在膝蓋周遭的肌肉僵化所造成，直接熱療膝關節後將僵化失去彈性的部分鬆解開即可。

圖9.33 骨盆及右腿大腿肌肉

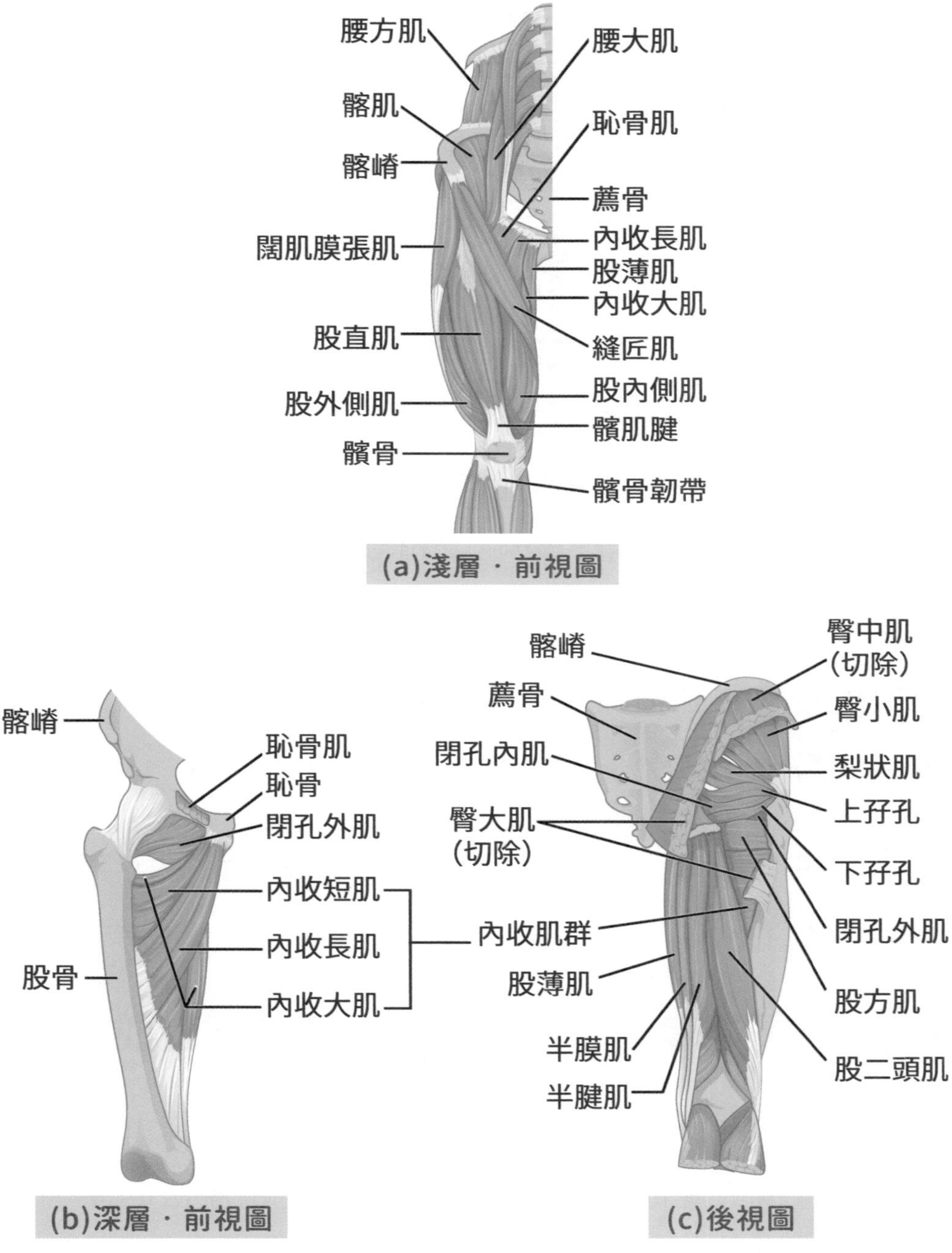

腰方肌　　　腰大肌
髂肌　　　　恥骨肌
髂嵴　　　　薦骨
　　　　　　內收長肌
闊肌膜張肌　股薄肌
　　　　　　內收大肌
股直肌　　　縫匠肌
　　　　　　股內側肌
股外側肌　　髕肌腱
髕骨　　　　髕骨韌帶

(a)淺層・前視圖

髂嵴
恥骨肌
恥骨
閉孔外肌
內收短肌
內收長肌　內收肌群
內收大肌
股骨

(b)深層・前視圖

髂嵴　　　　　臀中肌（切除）
薦骨　　　　　臀小肌
閉孔內肌　　　梨狀肌
　　　　　　　上孖孔
臀大肌（切除）下孖孔
內收肌群　　　閉孔外肌
股薄肌　　　　股方肌
半膜肌　　　　股二頭肌
半腱肌

(c)後視圖

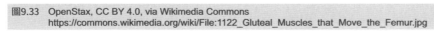

圖9.33　OpenStax, CC BY 4.0, via Wikimedia Commons
https://commons.wikimedia.org/wiki/File:1122_Gluteal_Muscles_that_Move_the_Femur.jpg

30 走路外八或內八

　　骨骼的作用是支撐身體重量，肌肉的作用則是可以保護及調控方向的主宰，很少人先天骨骼異常，骨頭的位置是利用肌肉等軟組織來固定位置，所以利用整骨或牽引的方法來治療走路外八或內八很難短時間有療效。平衡軸療法的概念是可以透過治療肌肉的張力與協調性來達到調整骨位，把受損及僵硬的肌肉以及軟組織的彈性與張力恢復正常，走路外八或內八的問題自然可以解決，但是隨著受損時間的久遠治療也會相對困難及需要時間來恢復，或者患者病症是長期工作姿勢所造成，在治療後依然慣性使用相同的肌肉也會造成康復時間需要比較久。

　　走路會有外八、內八等不協調的問題，大致上有下列幾種原因所產生：

Ⓐ小孩成長過程走路，肌肉用力不當所造成

　　此類原因造成的走路外八或內八很容易治療，只需要把大轉子周遭或大腿的問題肌肉，按照平衡軸療法的原則處理即可完成治療。

Ⓑ成長過程中曾經受過外傷所造成

可能是大腿肌肉的問題也可能是膝蓋及小腿的問題，經過觸診才可以找出真正問題肌肉，將有異常僵硬的肌肉或是筋結解開即可讓腿恢復正常。

Ⓒ習慣性長時間的工作姿勢所造成

例如裝潢師傅長期站在人字型樓梯上，因為需要身體平衡及使力的關係自然而然地就形成內八的〇型腿。治療方法把過度僵硬的肌肉鬆解開來即可恢復健康。

Ⓓ病毒侵入感染，損傷神經後肌肉萎縮所造成

此類患者很罕見，而且不容易用手法治療。

31 骨縫間隙狹窄

　　骨縫間隙狹窄通常顯現在患者有疼痛問題的X光片，指的是兩個硬骨間的距離變近，特別是單側距離變狹窄時患者容易不舒服，容易發生的部位有頸椎跟腰椎。骨縫間隙狹窄最基本的問題是會讓兩個硬骨間的軟骨受擠壓造成突出，或者因為骨縫間隙狹窄骨質增生容易碰觸神經，這二種會讓患者感到相當不適。以腰部為例造成骨縫間隙狹窄的原因有很多，各種類型治療的方式也不盡相同，不能未觸診即以單一X光片判定如何進行治療方針。

常見骨縫間隙狹窄原因：
❶ 脊柱兩側肌肉張力落差太大。
❷ 豎脊肌過度緊繃。
❸ 骶骨因為跌坐向外突出拉扯腰部肌肉。
❹ 股骨向前傾斜。
❺ 骨盆外擴或是歪斜。

　　上述幾種問題都會造成骨縫間隙狹窄，治療方法就是在問診以及觸診後找出患者是何因素造成骨縫間隙狹窄，再依照患者實際情況將這些產生骨縫間隙狹窄病症的原因一一消除，患者可恢復健康。

32 平躺腰部懸空無法貼床

　　睡覺腰部懸空無法貼床是造成很多人睡不安穩以及睡覺到半夜或早晨起床腰部酸痛的主要原因之一，這種現象並不算是疾病，在實例的治療上卻是常見，也因為患處在腰部常常被當成腰部疾患來治療，殊不知此疾患從腰部治療是幾乎得不到任何效果的，就是說用阿是穴的概念從酸痛處治療無法治癒。

　　我們的大腿肌（股直肌、股外側肌、縫匠肌等）過度運動或受外傷，容易在靠近髂骨的地方形成筋結，這種筋結會造成骨盆有向前傾的作用力，為了避免骨盆過度變形，臀大肌及臀中肌直接會抵抗這種往前傾的作用力，因此變得緊繃與僵硬所以失去原有的彈性，在平躺時缺乏彈性的肌肉無法做適度的協調，所以腰部懸空無法貼床。

　　平衡軸療法治療腰部懸空無法貼床方法是用熱療加上手法解除股直肌、股外側肌、縫匠肌等肌肉在靠近髂骨的筋結，把筋結打開、骨盆形變改善不再有往前傾的作用力，再將臀大肌及臀中肌恢復原有的彈性後患者即可恢復健康。

33 椎根壓迫型頸椎病

　　從這個名稱上可以完全瞭解是指頸椎的根部（靠近前側的喉嚨）的神經有受到擠壓，因為頸椎前側肌肉緊繃的緣故，從外觀上看來此症患者的頸椎及頭部會比一般人前傾，觸診可以明確摸出頸兩側肌肉異常僵硬，每一條緊繃僵硬的頸兩側肌肉都有可能是造成此病症的原因，治療上以觸診的問題肌肉為主。這個名稱比較少人聽過，但自己或周遭的人卻有很多深受其害而不自知。

　　椎根壓迫型頸椎病的患者最常有的病症是蹲或躺下後起身頭暈，有些嚴重的患者沒有蹲或躺下也是長期頭暈及頭痛甚至會暈眩到嘔吐，某些長期頭疼的患者未必是標準的偏頭痛，把椎根壓迫型頸椎病治療好後偏頭痛即可康復，甚至有很多假性的高血壓患者也是這類病症所造成。椎根壓迫型頸椎病的患處在頸椎兩側的緣故，治療上有一定的風險；治療頸椎兩側一旦力度控制不恰當，容易碰觸頸動脈造成中風風險，所以沒有經過訓練的人不建議幫他人治療此症，沒有經過訓練的人可以幫患者在頸椎兩側做適度的熱療即可緩解不

適。經過專業訓練的人需要在患者頸椎徹底熱療後再用手法將僵硬的頸側肌肉鬆解開，一但患者頸椎兩側肌肉鬆解開後頭暈頭痛及暈眩的問題可以立刻改善恢復健康。

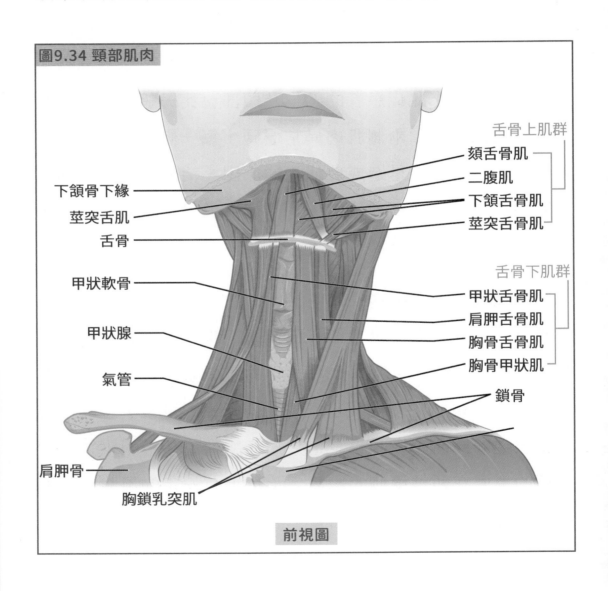

圖9.34 頸部肌肉

舌骨上肌群
頦舌骨肌
二腹肌
下頜骨下緣
莖突舌肌
下頜舌骨肌
舌骨
莖突舌骨肌

舌骨下肌群
甲狀軟骨
甲狀舌骨肌
肩胛舌骨肌
甲狀腺
胸骨舌骨肌
胸骨甲狀肌
氣管
鎖骨
肩胛骨
胸鎖乳突肌

前視圖

34 骨盆外擴

　　除非腰部開始有酸痛麻的病症出現，會擔心自己有骨盆外擴問題的幾乎都是愛美的女性。骨盆外擴從字眼上很容易明白是患者的骨盆比正常形態大及向外突出，骨盆外擴形成的原因大部分跟生產時骨盆擴張有關，有一說法是因為做月子沒有調理好身體，肌肉無法恢復應有的彈性而讓擴張後的骨頭無法歸位。許多未結婚生子的年輕婦女也有骨盆外擴的問題，其骨盆外擴原因可能跟長期的坐姿、跌坐尾骨著地受傷、腿部肌肉過度發達等相關。

　　骨盆外擴患者除了外觀上的形變之外，某些患者患有長期腰、臀部的緊繃感或酸痛，治療骨盆外擴需要從解除患者肌肉的緊繃與僵硬著手，骶骨周遭到整個髖關節的肌肉都需要特別治療，將這些緊繃與僵硬的肌肉恢復彈性後再將骨位進行調整與歸位。平衡軸療法的觀念是解除患部肌肉的緊繃與僵硬後骨位自然可以回歸正位。

35 腰腿麻

很多患者有腰腿麻的問題但又跟標準的坐骨神經產生的酸痛麻不一樣，為避免誤診或誤治，以下針對某些特定的腰腿麻類型分析及提供治療方法，特別需要說明的是本文是分類的概念來解析腰腿麻，如果患者沒有神經壓迫的病根卻有長期腰腿麻的現象，大部分是因為神經病變例如糖尿病所引起的神經病變，此類患者手法不能解決其問題，需要用儀器進行徹底的檢查再投于適合的藥物治療。

Ⓐ從腰往臀部後，一直沿大腿後側到小腿外側麻

標準的坐骨神經痛，此類患者壓迫位置觸及第五腰椎下與薦椎間（L5-S1）的坐骨神經，治療方法是將腰兩側的僵硬肌肉鬆解開來。

Ⓑ從腰往臀部後，一直沿大腿後側到膝蓋外側麻

標準的坐骨神經痛，此類患者壓迫位置觸及第二到第五腰椎間（L2-L5）的坐骨神經，治療方法是將肩胛骨到腰部

的背部僵硬肌肉鬆解開來。此類患者也較容易透過自行吊單槓自我療癒。

ⓒ臀部後有痛點（臀部與大腿間縫隙處），沿大腿後側到小腿外側麻

非標準的坐骨神經痛，此類患者問題部位大都在薦椎邊肌肉及髖關節，髖關節退化的患者其髖關節周遭肌肉僵化緊繃，一旦壓迫到臀部坐骨神經後產生的酸痛麻即如上述的走向，事實上此類酸痛麻的下緣幾乎都到膝蓋以上，如有再往下延伸到小腿的原因是髖關節退化後外廣肌失去彈性，長期緊繃的外廣肌讓膝蓋關節骨位不正確影響小腿肌肉的神經所造成。

治療方法首重在將退化的髖關節恢復健康，唯有髖關節恢復健康，其周遭肌肉不再緊繃後，坐骨神經的壓迫才能消除。

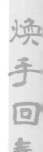

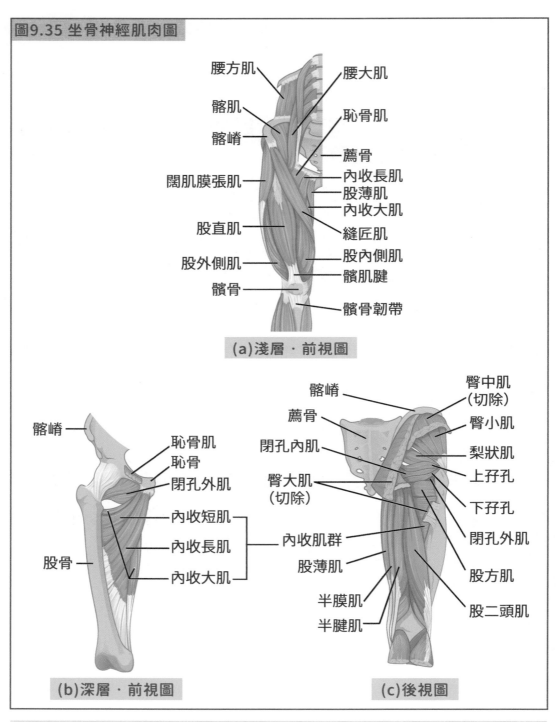

圖9.35 坐骨神經肌肉圖

(a)淺層・前視圖

腰方肌
髂肌
髂嵴
闊肌膜張肌
股直肌
股外側肌
髕骨

腰大肌
恥骨肌
薦骨
內收長肌
股薄肌
內收大肌
縫匠肌
股內側肌
髕肌腱
髕骨韌帶

(b)深層・前視圖

髂嵴
股骨
恥骨肌
恥骨
閉孔外肌
內收短肌
內收長肌
內收大肌

(c)後視圖

髂嵴
薦骨
閉孔內肌
臀大肌
（切除）
內收肌群
股薄肌
半膜肌
半腱肌

臀中肌
（切除）
臀小肌
梨狀肌
上孖孔
下孖孔
閉孔外肌
股方肌
股二頭肌

Ⓓ臀部後面有痛點，沿大腿後側到膝蓋以上麻

如上所敘述為非標準的坐骨神經痛，差別在於患者髖關節退化程度較為輕微，外廣肌彈性仍然完好膝關節的骨位正確，產生此問題的原因在臀大肌及臀中肌過於緊繃。治療方法在於將過於緊繃的臀大肌及臀中肌鬆解開來。

Ⓔ腰部到大腿前側麻

非標準的坐骨神經痛，此類患者通常有腰椎滑脫或者骨盆位移的現象，好發於需要用到大腿股四頭肌爆發力的運動員例如足球員。治療方法首重將股四頭肌的彈性恢復，其次再把患者腰部到臀部過於僵硬的肌肉全部鬆解開來，由於此處神經細胞較為靈敏，在治療時需要患者配合放鬆肌肉才能有良好治療效果，配合適度的熱療效果倍增。

Ⓕ單純小腿外側麻

非屬坐骨神經痛，患者常自述就是小腿外側僵硬、無知覺等說法。首先要檢查患者腓骨長肌、脛骨前肌、伸趾長肌等小腿側邊的肌肉，如果有筋結或氣結或過度僵硬等問題的話就將它鬆解開來，通常是這些過度僵硬的問題肌肉產生神

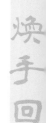

經壓迫或氣血阻礙不通暢所造成的麻。如果徹底檢查患者無上述情況時，再確認骶骨的神經出口是否有神經結壓迫問題，可以從骶骨神經的反射區概念來治療小腿外側麻的問題。[3]

Ⓖ 脚掌前側趾頭麻

非標準的坐骨神經痛，患者問題跟足底筋膜炎是非常類似的，差別在於患者的感覺神經，程度上的差異產生感覺的不同，有些足底筋膜炎的輕症是麻、重症是痛，有些輕症是痛、重症是麻。大部分患者產生此類問題的原因在於患者踝關節有受傷過，脚掌的受力點集中在脚掌前側所造成，其次是脚掌受傷後掌骨偏移或隆起造成骨位不正而引起。

治療方法先確認患者脚掌掌型或骨位是否正確，可以透過治療踝關節周遭肌肉的協調性來解決脚掌的受力偏差問題，唯有踝關節周遭肌肉的協調性完全康復後，脚掌掌型或骨位不正的問題才能歸位，患者脚掌前側指頭麻的病症即可康復。

---

[3] 小腿肌肉圖請參考附錄 A《圖 A.23》，頁 208。
小腿神經圖請參考附錄 A《圖 A.30》，頁 213。

Ⓗ單純腰部麻

非標準的坐骨神經痛，這類患者通常有腰肌勞損或骶骨（薦椎）突起或者是骨盆外擴的問題。除骶骨突起外其他二項已經在前面有詳細敘述請參考 **《17 腰肌勞損》** 及 **《34 骨盆外擴》**[4] 的病症說明，骶骨突起並不算是真正的骨頭傷害，患者曾經有跌坐撞擊尾骨時尾骨觸地的反作用力會讓骶骨稍微變形突起，附著在骶骨上的肌肉會增厚、僵硬失去彈性產生患者腰部麻。

治療方法是將增厚僵硬失去彈性的肌肉熱療後用手法鬆解開來，在肌肉恢復彈性與活力後患者的不適感可以立刻消除。

---

[4] 《17 腰肌勞損》，頁 118；《34 骨盆外擴》，頁 165。

第十章

患者提問

Q1 軟骨磨損不是很難再生及恢復嗎？
如何能治療呢？

平衡軸療法論點：

　　軟骨磨損的原因是因為骨縫間隙狹窄產生軟骨不正常的受力所造成，造成骨縫間隙偏向狹窄因素則是中軸綫偏移所引起，透過平衡的概念消除讓中軸綫偏移的原因，軟骨持續磨損的問題自然可以得到緩解或康復。也就是說要讓軟骨不再磨損的條件首重鬆開緊繃的肌肉張力並避免持續的負重壓迫，肌肉張力鬆開後骨縫間隙會變大軟骨受壓力度變小，軟骨磨損才能減緩甚至進行自體修復，只要自體修復速度大於磨損速度，軟骨磨損問題就可以得到良好的治療。

Q2 看醫生時有些說我欠鍛煉所以膝蓋退化，有些則說退化了要盡量少動，到底我該如何呢？

　　因為雙膝承受身體的重量，膝蓋退化確實不容易治療。在尚無病症的正常狀況下，膝關節確實可以透過活動或鍛煉達到肌肉以及韌帶的強化增加行動力，所以我們常聽到老人家一定要活動不然會越來越走不動這類的話。在沒有發炎積水或拉力不均衡的狀況下，膝蓋需要適度的鍛煉增加氣血流動順暢以及維持活動力，這也是筋長一寸多活十年的原理；反之，一旦膝蓋發炎積水或有肌肉及韌帶拉力不均衡的情形時，鍛煉會造成發炎或是軟骨磨損更加嚴重是不適合鍛煉的，也就是說要鍛煉膝關節的前提是膝關節還在正常健康的狀態時，或者是把發炎、積液或變形的原因消除後再進行鍛煉，一但膝蓋有發炎、積液或變形時鍛煉反而會加速損傷及退化。

燒手回春

Q3 我五十肩異常疼痛，醫生說要拉開才會好，
為何我很努力拉了，還是不會好？

平衡軸療法論點：

　　五十肩之所以難好是因為肩關節受層層堆疊的肌肉與韌帶所保護，一但肩膀關節因為各種原因損傷疼痛時，肩關節周遭肌肉會因為疼痛而痙攣僵硬造成不平衡，這種現象會開啟肌肉的不協調性讓疼痛與發炎更加劇烈。

　　治療方法中急劇的拉開是不恰當的錯誤方法，或許拉開可以增加氣血流動讓細胞得到葡萄糖進行消炎，五十肩會有康復的機會，但其疼痛也可能會讓其他肌肉因疼痛而更加痙攣僵硬產生反效果。也就是促進發炎疼痛的因素大於康復治療的速度了，所以使用急劇拉扯的方法不是恰當的五十肩治療方法，正確方法是鬆解開肩關節周遭痙攣、僵硬或沾粘的肌肉，再輔助使用爬墻法達到徹底治療與康復。

Q4 為何我的五十肩疼痛（正確應為肩關節疼痛），那麼難治療好呢？

平衡軸療法論點：

一般的治療方法太著重在「阿是穴」治療法，也就是聽到患者表述肩關節疼痛就認定是五十肩然後直接治療或者想拉開患者疼痛部位，肩關節牽涉手臂動作各種方向與角度的控制是相當精密的結構，當肩關節某部位開始疼痛時要考慮肌肉間因為協調性產生的相互拉扯問題。如果治療肩關節疼痛與發炎只有考慮疼痛部位是無法有效率的治療好的，那要如何治療好呢？

最基本的要考慮控制手臂同一方向動作的伸肌與縮肌協調性問題，再用平衡軸療法的觀念考慮整體手臂動作需要使用到的肌肉關聯性加以治療，在這種思考邏輯下可以完全找出患者所有問題加以治療必定可以康復。

燒手回春

Q5 我小時候就受傷的老傷可以治療嗎？
怎麼可能治療的好呢？

平衡軸療法論點：

　　一般指的老傷就是已經受傷或疼痛很久的問題；用對方法治療，年代久遠的傷害一樣可以康復的。用力或負重過度或疲勞過度又或是外力撞擊等等的傷害會造成肌肉的損傷，這種損傷讓肌肉僵硬呈現痙攣狀態，嚴重的痙攣狀態的肌肉就是俗稱的筋結，筋結剛形成時尚是柔軟容易治療，如果錯過治療時機隨著時間加長氣血阻礙嚴重會越來越僵硬難以治療形成老傷，這種筋結若沒有適度的刺激與正確的治療方法，無法解開與恢復肌肉原有的彈性與功能，待已成老傷使用針灸也需要長期治療才能解決這類問題。

　　隨著治療儀器的發展與進步，使用平衡軸療法的點穴法加深度熱療儀器可以解開這類老傷的問題，運用震波儀器也可以替代點穴手法加速治療效率。

Q6 為何我會骨質增生(骨刺)？
是不是長出來的骨頭？

平衡軸療法論點：

　　身體某部位的氣血循環因為各種因素導致阻塞、循環不良、長期發炎，特別是在脊椎的部分（膝蓋也是常見）會有增生稱為骨刺。骨刺並非跟正常骨頭一樣的硬骨而是更像一種沉積物質，骨刺會隨著治療後氣血循環暢通及不再發炎而逐漸被身體代謝去除。

Q7 我膝蓋都變形了能治療的好嗎？

平衡軸療法論點：

　　當膝關節的骨位不正確時，確實膝蓋的外觀上是會變形的，特別是有發炎、積液、半月板磨損的患者更是嚴重，大部分膝關節變形的患者從外觀上看來脛骨向外彎曲突出，腳尖朝內。膝蓋變形的原因是腿部肌肉各方向的張力不平衡所造成的結果，消除這些肌肉張力的不平衡，膝關節是可以恢復正確骨位不變形的。

Q8 有人說睡軟床健康，又有人說硬床健康，
我應該怎麼辦呢？

平衡軸療法論點：

睡覺的床是一個大學問，不管是軟床或是硬床都要以能睡着為前提。當我們的身體狀況是良好時（骨位正確與良好）任何床對我們的影響不大，一但我們的骨位因為外傷、長期疲勞、負重過度等因素產生不正確時，軟床會讓偏移或不平衡加劇產生酸痛或更加變形例如駝背。

因此，如果睡軟床一但睡醒時有腰酸痛問題，就應該在接受治療後換睡偏硬的床，如果睡硬床發現腰部懸空難入睡，則應該把腰部勞損的肌肉治療好，找出身體不平衡或缺乏協調性的問題加以治療，就可以不局限在軟床或是硬床的胡同了。

Q9 脊柱側彎是不是一直會再彎掉無法完全康復？

　　造成脊柱側彎的原因是肌肉協調性偏差、脊柱側彎是脊柱相關肌肉的單側或雙側張力過大造成脊柱歪斜，脊柱側彎不是骨頭變形歪了。我們都知道肌肉有記憶性，如果治療從骨頭帶動肌肉的角度施行治療容易反複，反之從肌肉才是帶動骨頭轉向主角的角度進行治療就可以有快速及良好的治療結果，所以脊柱側彎接受正確的治療後是不會反複的。

　　在實際的病例上，我們常見到患者採取穿背架的方式治療脊柱側彎，這種方法的概念就是利用骨頭定型來達到治療脊柱側彎，好處是患者萎縮的肌肉可以慢慢恢復，缺點是需要非常久的時間才能完成治療，尤其稍微嚴重的會多達三年以上有些甚至多達十年都還在治療，而且在沒有完全恢復健康前一旦受力不均衡就會再度脊柱側彎。

　　因為是強迫骨頭改變方向，患者在採用穿背架的方式治療脊柱側彎後通常會有特定位置酸痛的問題，即使完成治療

181

脊柱恢復直挺後這類酸痛也很難消除，經研究是強迫骨頭改變方向時肌肉張力不平衡所造成的勞損，這類穿背架後肌肉勞損的問題可以在適度的熱療，加上平衡軸療法的概念治療張力的平衡後可完全康復。

一般治療不是應該頻率越頻繁越好嗎？
為何平衡軸療法不讓我天天來治療呢？

平衡軸療法論點：

　　一般的治療大部分是阿是穴或整骨的概念，也就是按壓痛點或推動骨頭回歸到正確的位置，這類的治療方法沒有處理肌肉彈性與平衡的問題需要密集治療以維持骨位的正確。平衡軸療法從軟組織的角度著手治療，直接恢復肌肉原有的彈性，啟動身體自我修護的功能所以不需要高頻率的天天治療，在實務上適度的間隔治療時間更能反映出患者實際的或是平衡偏差的深層問題，有助於正向治療效果。

煥手回春

Q11 腰跟膝蓋會痛是不是戴著護膝或護腰比較好？
每次治療後戴著護膝或護腰維持會比較好嗎？

平衡軸療法論點：

　　我們有肢體上腰部或腿部的酸痛問題時，戴上護腰或護膝確實可以減緩這些痛苦，由於肌肉有代償受力的特殊性，原來慣性使用的肌肉受力將會因為戴上護腰或是護膝而獲得休息，這也是患處疼痛會舒緩的原因。從力學平衡或質量不滅的角度上來看，患者任何活動需要的力量並沒有減少而是分散或替代而已，原來受損的部位在適度休息可以舒緩，卻會因為戴上護腰或是護膝後氣血窒礙而無法進行修復甚至更加嚴重。

　　所以我會建議在接受非破壞性治療的患者，獲得良好的治療時不要使用這類阻礙氣血循環的輔助品，或是治療還沒進展到一定程度前適度而且不過度的使用護腰或是護膝這類的產品，才能對總體的治療有所助益。

相對的患者接受過脊柱手術後，如果有裝入固定器時身體動作的幅度可能會受限制，動作必須在一定的角度或範圍內才可以維持開刀部位不受損傷，這類患者則是需要適度使用護腰或是護膝進行保護。所以使用或不使用護腰及護膝要看患者實際的狀況來決定。

小針刀（或稱小鋼刀）好嗎？
對我的疼痛有幫助嗎？

平衡軸療法論點：

任何醫療技術的發明都有其功效，重點在是否符合患者的需求，小針刀確實對某些因為拉扯異常疼痛的沾粘患者有立竿見影的效果，但是相對的在接受小針刀治療後，沒有把造成沾粘的病根消除或沒有進行正確的復建，情況有可能會更嚴重。

Q13 為何我的小腿時常抽筋，這個又跟氣血有什麼相關呢？

平衡軸療法論點：

　　抽筋這個名詞我的定義是急性肌肉僵直，從急性肌肉僵直的字義上來看抽筋會更能瞭解真正的意義。如果不討論營養從氣血循環的角度來看這個問題的話，大腿或是小腿的抽筋是身體的警訊，一旦血液無法順利流動到腿部，就容易引起患者腿部的急性肌肉僵直也就是抽筋。

　　在實務的案例上有幾類的人容易有急性肌肉僵直的現象而且都跟氣血循環相關，其中最大多數容易腿部抽筋的人都有髖關節壞死或退化的問題，髖關節在支撐及控制下肢的動作上是相當重要的，不管髖關節是壞死或是退化的患者都有髖關節周遭肌肉僵化或是萎縮的情形，這種狀況下血液無法順利往下流動，因而造成患者大腿或是小腿的急性肌肉僵直，事實上急性肌肉僵直不是無病呻吟而是身體對患者的一種警訊，透過這種警訊讓患者可以進行檢查與治療。

　　另外一類容易小腿急性肌肉僵直的人是膝蓋退化的患者，膝蓋退化的患者因為疼痛走路容易偏向受力造成特定肌肉僵硬，因而造成氣血循環不良引起小腿急性肌肉僵直。

　　從另外一種觀點來看，不管是髖關節退化、壞死的患者還是膝蓋退化的患者都會有疼痛的問題，患者可能會因為壓迫性的疼痛產生肌肉的急性收縮，這種現象也是會造成急性肌肉僵直。

後記

　　每個人從事醫療行業的目的也不盡相同，個人為了先父的遺願選擇進入醫療領域，但懸壺濟世不只是一個崇高的理想而已，沒有正確的醫療知識與良好的醫術容易貽誤病情，因為知道再多的知識都不足，所以努力學習以及研究新技術與方法，所幸積累三代的正確概念指引我不走冤枉路。

　　個人相信說得一口好醫理不如治得一手好病，平衡軸療法打破了阿是穴的大框架，創造痠痛麻治療上無限的可能，真正做到安全、快速、有效的治療效率，確實是值得推廣的好療法。

妙手回春

附錄A
常用解剖圖

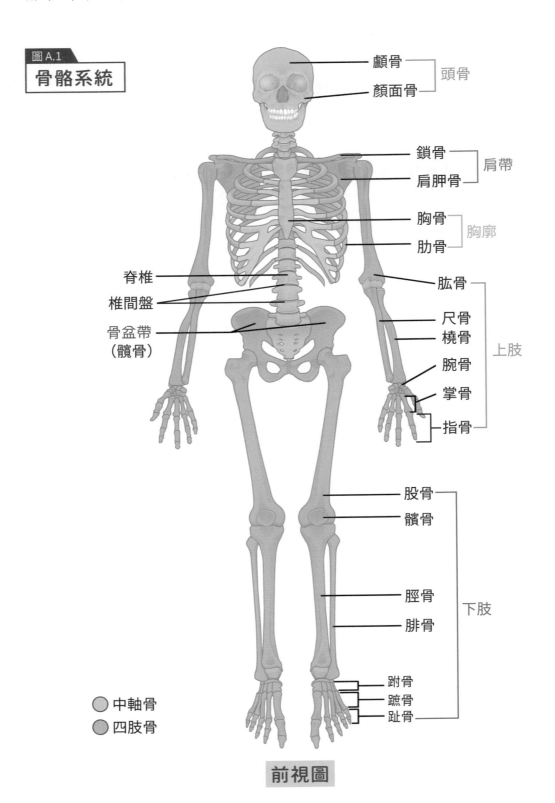

圖 A.1
骨骼系統

顱骨 ⎱
顏面骨 ⎰ 頭骨

鎖骨 ⎱
肩胛骨 ⎰ 肩帶

胸骨 ⎱
肋骨 ⎰ 胸廓

脊椎
椎間盤

骨盆帶
（髖骨）

肱骨 ⎱
尺骨
橈骨
腕骨 ⎱ 上肢
掌骨
指骨 ⎰

股骨 ⎱
髕骨
脛骨 ⎱ 下肢
腓骨
跗骨 ⎱
蹠骨
趾骨 ⎰

● 中軸骨
● 四肢骨

前視圖

192

脊椎

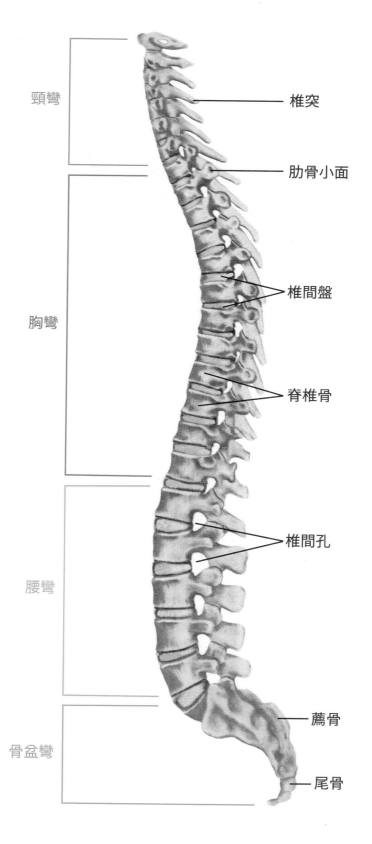

頸彎

胸彎

腰彎

骨盆彎

椎突

肋骨小面

椎間盤

脊椎骨

椎間孔

薦骨

尾骨

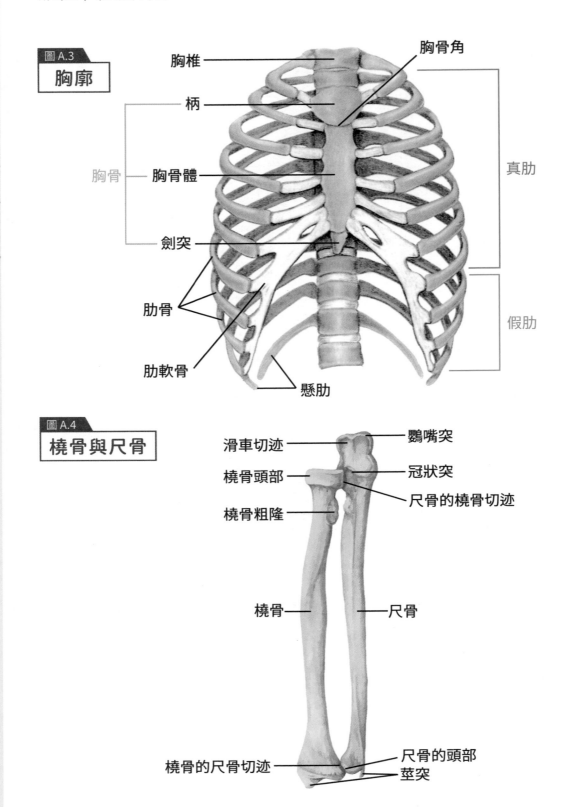

圖 A.3
胸廓

胸椎
柄
胸骨 — 胸骨體
劍突
肋骨
肋軟骨
懸肋
胸骨角
真肋
假肋

圖 A.4
橈骨與尺骨

滑車切迹
橈骨頭部
橈骨粗隆
橈骨
橈骨的尺骨切迹
鷹嘴突
冠狀突
尺骨的橈骨切迹
尺骨
尺骨的頭部
莖突

肱骨

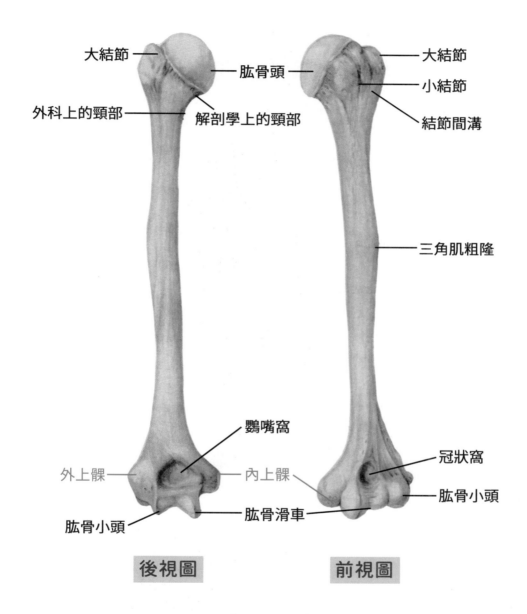

大結節

肱骨頭

外科上的頸部

解剖學上的頸部

大結節

小結節

結節間溝

三角肌粗隆

鷹嘴窩

冠狀窩

外上髁

內上髁

肱骨小頭

肱骨小頭

肱骨滑車

後視圖

前視圖

煥手回春

圖A.6
足骨

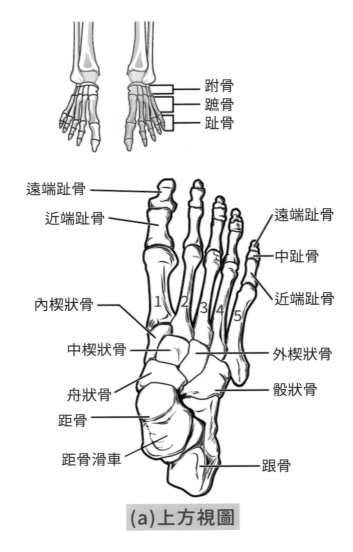

- 跗骨
- 蹠骨
- 趾骨

- 遠端趾骨
- 近端趾骨
- 內楔狀骨
- 中楔狀骨
- 舟狀骨
- 距骨
- 距骨滑車

- 遠端趾骨
- 中趾骨
- 近端趾骨
- 外楔狀骨
- 骰狀骨
- 跟骨

1 2 3 4 5

(a)上方視圖

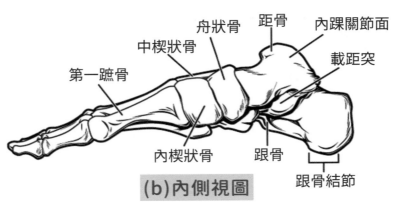

- 舟狀骨
- 中楔狀骨
- 第一蹠骨
- 內楔狀骨
- 距骨
- 內踝關節面
- 載距突
- 跟骨
- 跟骨結節

(b)內側視圖

肩關節

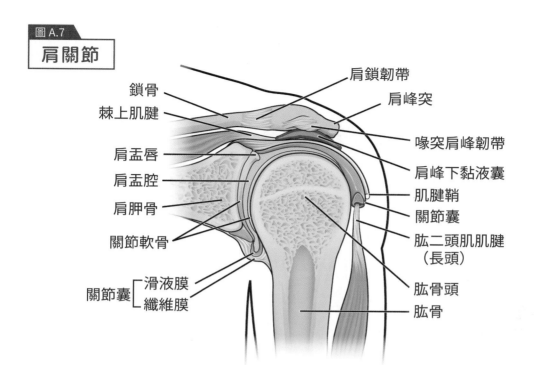

鎖骨

棘上肌腱

肩盂唇

肩盂腔

肩胛骨

關節軟骨

關節囊 ⌈ 滑液膜
　　　⌊ 纖維膜

肩鎖韌帶

肩峰突

喙突肩峰韌帶

肩峰下黏液囊

肌腱鞘

關節囊

肱二頭肌肌腱
（長頭）

肱骨頭

肱骨

縱切面・前視圖

右手肘關節

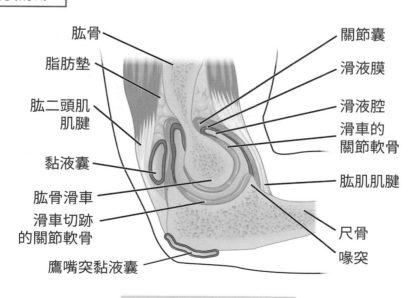

肱骨

脂肪墊

肱二頭肌
肌腱

黏液囊

肱骨滑車

滑車切跡
的關節軟骨

鷹嘴突黏液囊

關節囊

滑液膜

滑液腔

滑車的
關節軟骨

肱肌肌腱

尺骨

喙突

(a)縱切面・前視圖

燒手回春

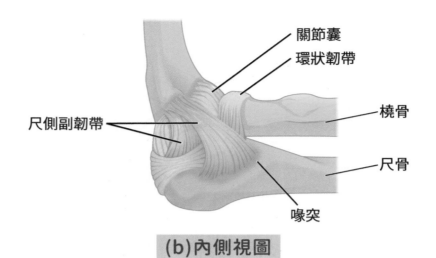

(b)內側視圖

關節囊
環狀韌帶
橈骨
尺骨
尺側副韌帶
喙突

圖 A.9
右膝關節

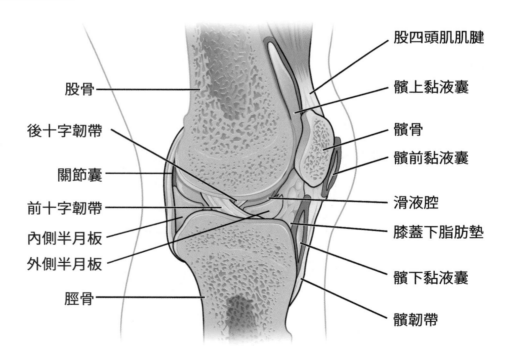

股骨
後十字韌帶
關節囊
前十字韌帶
內側半月板
外側半月板
脛骨

股四頭肌肌腱
髕上黏液囊
髕骨
髕前黏液囊
滑液腔
膝蓋下脂肪墊
髕下黏液囊
髕韌帶

縱切面

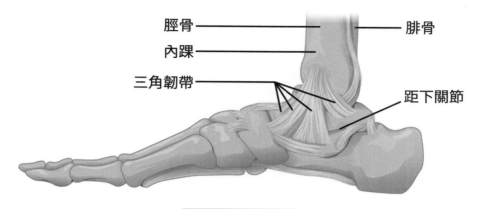

脛骨 —————— 腓骨

內踝 ——————

三角韌帶 —————— 距下關節

(a)內側視圖

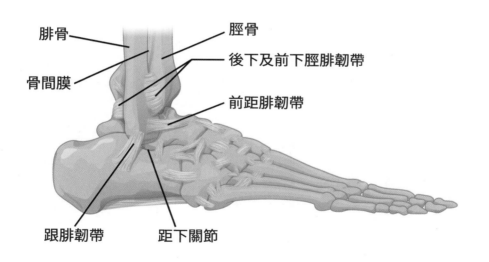

腓骨 —————— 脛骨

骨間膜 —————— 後下及前下脛腓韌帶

前距腓韌帶

跟腓韌帶　　距下關節

(b)外側視圖

煥手回春

圖 A.11
頸部肌肉

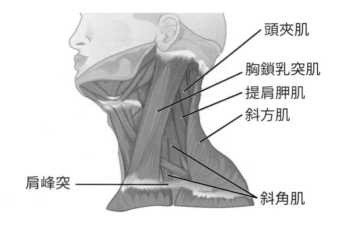

頭夾肌
胸鎖乳突肌
提肩胛肌
斜方肌

肩峰突

斜角肌

(a)左外側・後視圖

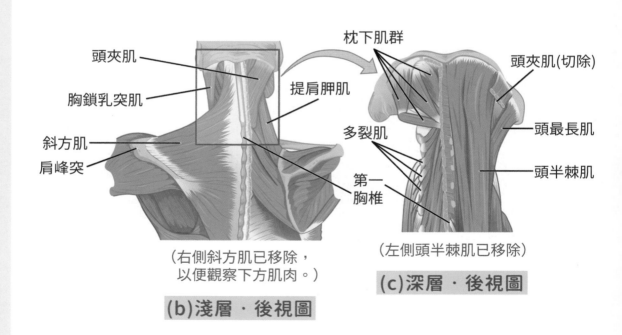

頭夾肌
胸鎖乳突肌
斜方肌
肩峰突

提肩胛肌

枕下肌群

多裂肌

第一
胸椎

頭夾肌(切除)
頭最長肌
頭半棘肌

（右側斜方肌已移除，
以便觀察下方肌肉。）

（左側頭半棘肌已移除）

(b)淺層・後視圖

(c)深層・後視圖

肩胛骨及上臂肌肉 · 後視圖

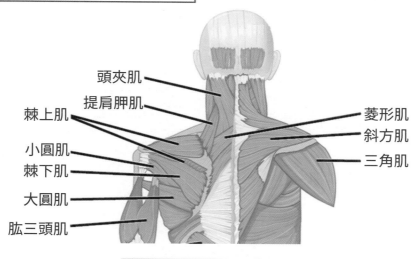

頭夾肌
提肩胛肌
棘上肌
小圓肌
棘下肌
大圓肌
肱三頭肌

菱形肌
斜方肌
三角肌

左側：深層　**右側：淺層**

左肩及上臂肌肉

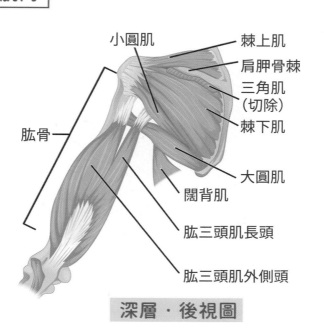

小圓肌
肱骨

棘上肌
肩胛骨棘
三角肌（切除）
棘下肌
大圓肌
闊背肌
肱三頭肌長頭
肱三頭肌外側頭

深層 · 後視圖

煥手回春

平衡軸療法精髓

圖 A.14
上背部肌肉

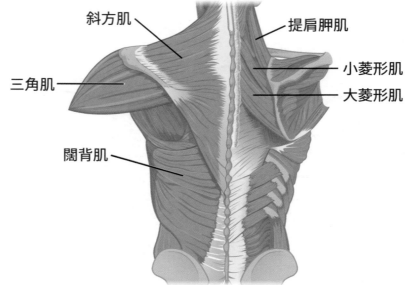

斜方肌

提肩胛肌

三角肌

小菱形肌

大菱形肌

闊背肌

（右側斜方肌已移除，以便觀察下方肌肉。）

左側：淺層　右側：深層

圖 A.15
後腹壁肌肉

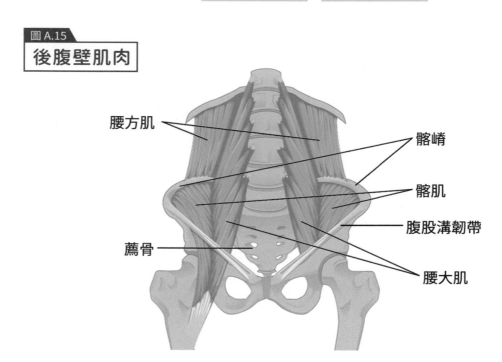

腰方肌

髂嵴

髂肌

腹股溝韌帶

薦骨

腰大肌

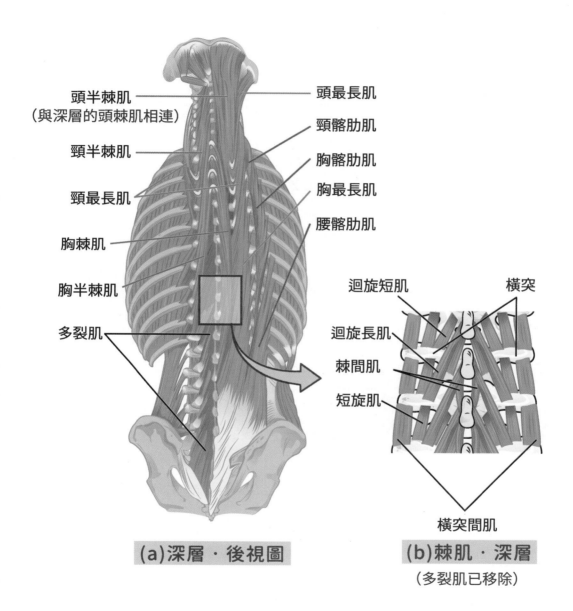

圖 A.16

背部肌肉

頭半棘肌
（與深層的頭棘肌相連）

頸半棘肌

頸最長肌

胸棘肌

胸半棘肌

多裂肌

頭最長肌

頸髂肋肌

胸髂肋肌

胸最長肌

腰髂肋肌

迴旋短肌

迴旋長肌

棘間肌

短旋肌

橫突

橫突間肌

(a)深層・後視圖

(b)棘肌・深層
（多裂肌已移除）

203

圖 A.17

左前臂肌肉・掌面

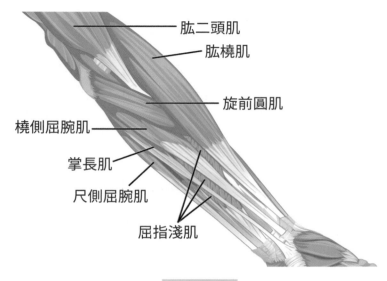

肱二頭肌

肱橈肌

旋前圓肌

橈側屈腕肌

掌長肌

尺側屈腕肌

屈指淺肌

(a)淺層

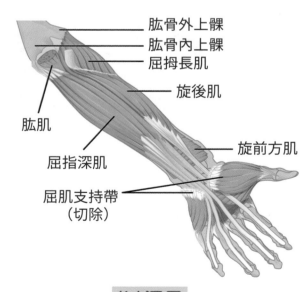

肱骨外上髁

肱骨內上髁

屈拇長肌

旋後肌

肱肌

旋前方肌

屈指深肌

屈肌支持帶
（切除）

(b)深層

左前臂肌肉・掌背

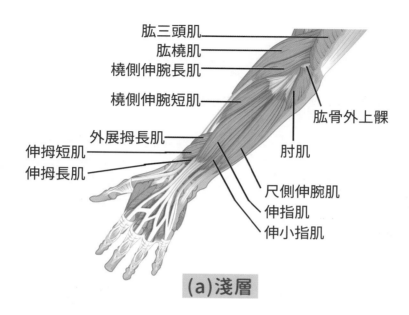

肱三頭肌
肱橈肌
橈側伸腕長肌
橈側伸腕短肌
外展拇長肌
伸拇短肌
伸拇長肌
肱骨外上髁
肘肌
尺側伸腕肌
伸指肌
伸小指肌

(a)淺層

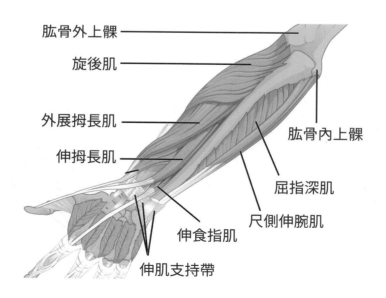

肱骨外上髁
旋後肌
外展拇長肌
伸拇長肌
肱骨內上髁
屈指深肌
尺側伸腕肌
伸食指肌
伸肌支持帶

(b)深層

煥手回春

圖 A.19

左手掌肌肉

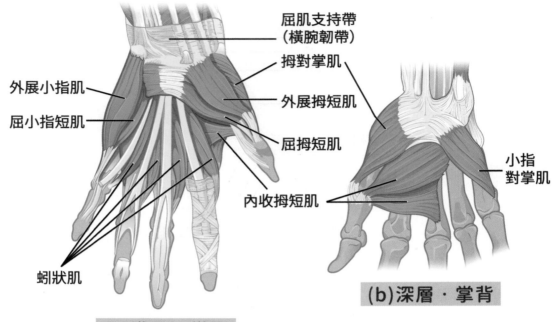

屈肌支持帶
（橫腕韌帶）

拇對掌肌

外展拇短肌

屈拇短肌

內收拇短肌

外展小指肌

屈小指短肌

蚓狀肌

小指
對掌肌

(b)深層・掌背

(a)淺層・掌面

圖 A.20

左手掌骨間肌

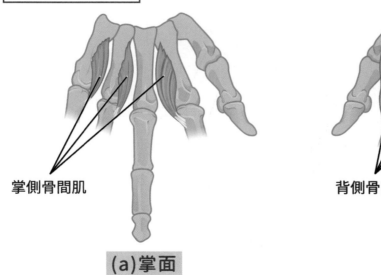

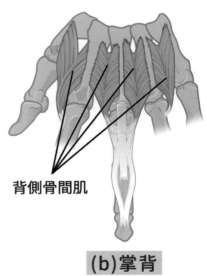

掌側骨間肌

背側骨間肌

(a)掌面

(b)掌背

骨盆及右腿大腿肌肉

（移動股骨的臀部及大腿肌肉群）

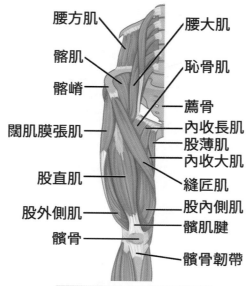

腰方肌
髂肌
髂嵴
闊肌膜張肌
股直肌
股外側肌
髕骨

腰大肌
恥骨肌
薦骨
內收長肌
股薄肌
內收大肌
縫匠肌
股內側肌
髕肌腱
髕骨韌帶

(a)淺層・前視圖

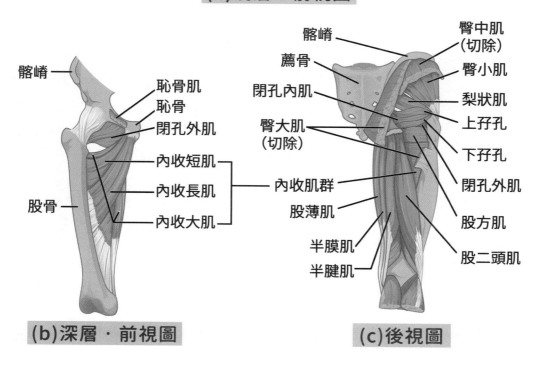

髂嵴

恥骨肌
恥骨
閉孔外肌
內收短肌
內收長肌
內收大肌

股骨

(b)深層・前視圖

髂嵴
薦骨
閉孔內肌
臀大肌
（切除）
內收肌群
股薄肌
半膜肌
半腱肌

臀中肌
（切除）
臀小肌
梨狀肌
上孖孔
下孖孔
閉孔外肌
股方肌
股二頭肌

(c)後視圖

207

燒手回春

圖 A.22
右膝關節・韌帶

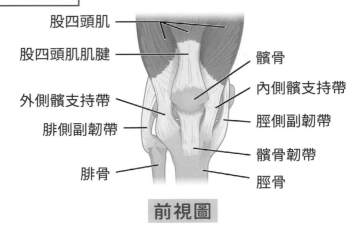

股四頭肌
股四頭肌肌腱
髕骨
外側髕支持帶
內側髕支持帶
腓側副韌帶
脛側副韌帶
髕骨韌帶
腓骨
脛骨

前視圖

圖 A.23
右腿小腿肌肉

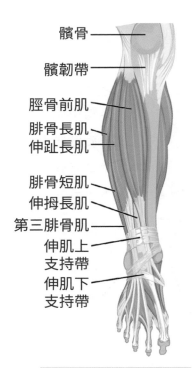

髕骨
髕韌帶
脛骨前肌
腓骨長肌
伸趾長肌
腓骨短肌
伸拇長肌
第三腓骨肌
伸肌上支持帶
伸肌下支持帶

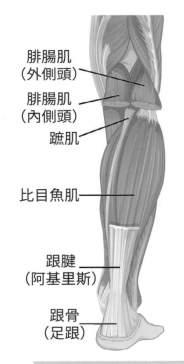

腓腸肌（外側頭）
腓腸肌（內側頭）
蹠肌
比目魚肌
跟腱（阿基里斯）
跟骨（足跟）

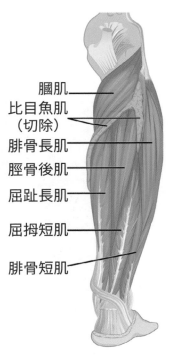

膕肌
比目魚肌（切除）
腓骨長肌
脛骨後肌
屈趾長肌
屈拇短肌
腓骨短肌

(a)淺層・前視圖　　(b)淺層・後視圖　　(c)深層・後視圖

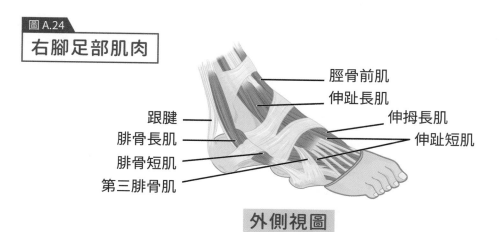

圖 A.24
右腳足部肌肉

脛骨前肌
伸趾長肌
跟腱
腓骨長肌
伸拇長肌
腓骨短肌
伸趾短肌
第三腓骨肌

外側視圖

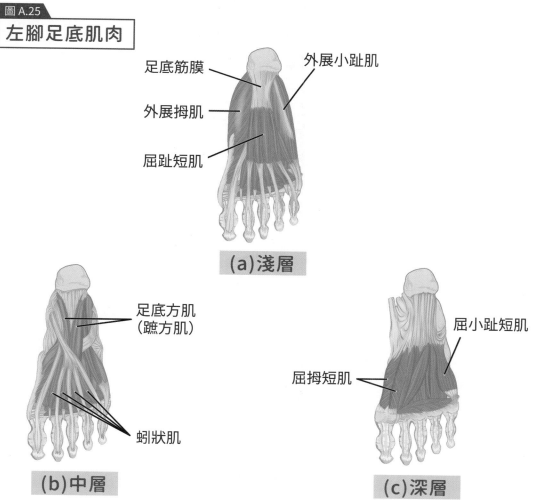

圖 A.25
左腳足底肌肉

足底筋膜
外展小趾肌
外展拇肌
屈趾短肌

(a)淺層

足底方肌
（蹠方肌）
蚓狀肌

(b)中層

屈小趾短肌
屈拇短肌

(c)深層

圖 A.26
脊神經

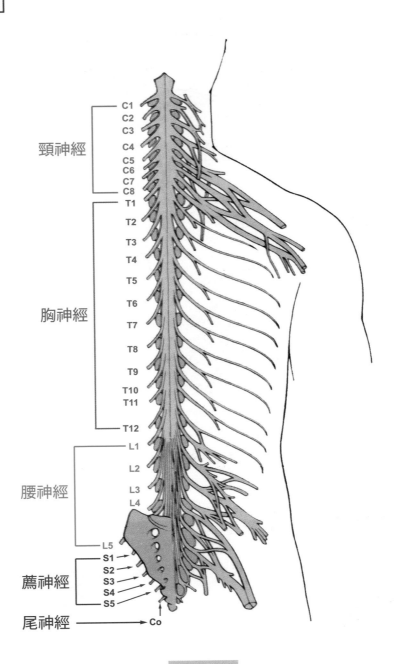

頸神經 — C1 C2 C3 C4 C5 C6 C7 C8

胸神經 — T1 T2 T3 T4 T5 T6 T7 T8 T9 T10 T11 T12

腰神經 — L1 L2 L3 L4 L5

薦神經 — S1 S2 S3 S4 S5

尾神經 → Co

後視圖

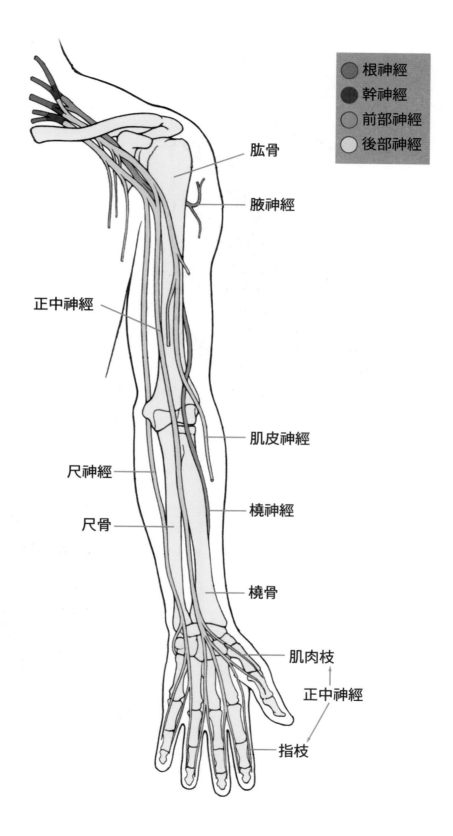

圖 A.27
上肢神經

	根神經
	幹神經
	前部神經
	後部神經

肱骨

腋神經

正中神經

肌皮神經

尺神經

橈神經

尺骨

橈骨

肌肉枝

正中神經

指枝

煥手回春

211

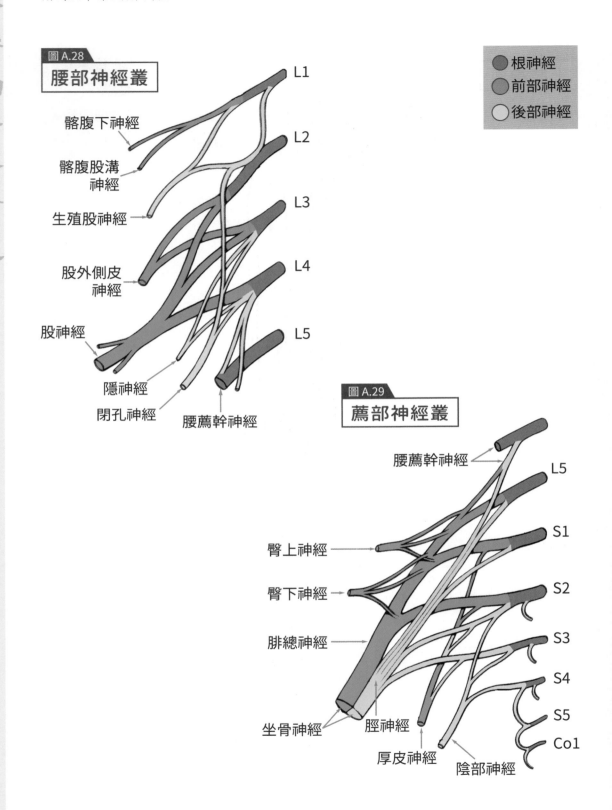

圖 A.28
腰部神經叢

- 根神經
- 前部神經
- 後部神經

L1
L2
L3
L4
L5

髂腹下神經
髂腹股溝神經
生殖股神經
股外側皮神經
股神經
隱神經
閉孔神經
腰薦幹神經

圖 A.29
薦部神經叢

腰薦幹神經

L5
S1
S2
S3
S4
S5
Co1

臀上神經
臀下神經
腓總神經
坐骨神經
脛神經
厚皮神經
陰部神經

下肢神經

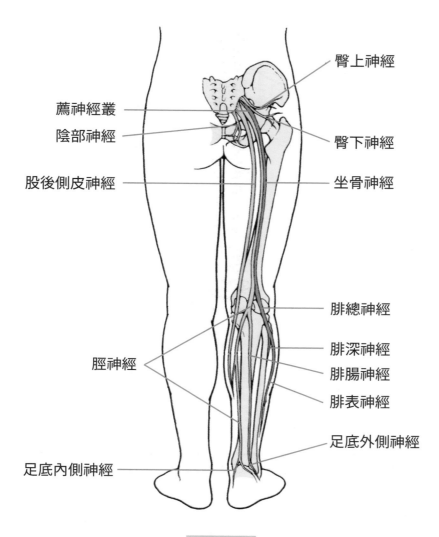

臀上神經

薦神經叢

陰部神經

臀下神經

股後側皮神經

坐骨神經

腓總神經

腓深神經

脛神經

腓腸神經

腓表神經

足底外側神經

足底內側神經

後視圖

圖 A.31
頸椎問題對應病症參考

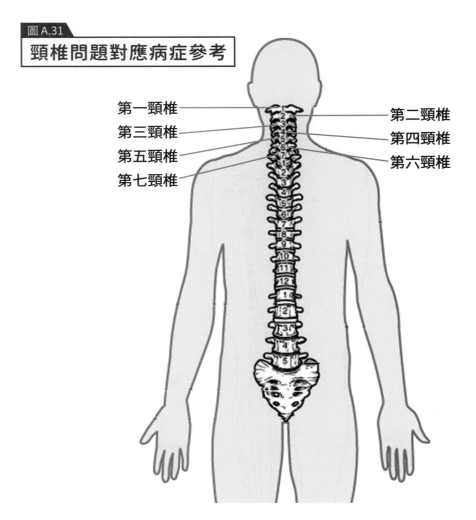

第一頸椎	失眠多夢、呼吸困難、眩暈眼花、記憶力減退。
第二頸椎	腦部血液循環慢、噁心、頭痛、耳鳴。
第三頸椎	鼻塞、假性近視、視覺疲勞、胃熱、胃下垂、痤瘡、濕疹。
第四頸椎	嘴歪斜、打嗝、中耳炎、肺氣腫。
第五頸椎	甲狀腺、胃酸過多、下肢癱瘓、手臂痠麻痛。
第六頸椎	手腕肌、上臂、手腕痛、肩周炎。
第七頸椎	甲狀腺炎、中指、手臂外側、無名指痠麻痛。

常用解剖圖・圖片參考資料

作者：OpenStax College

網站：Wikimedia Commons

授權：CC BY 4.0

　　　https://creativecommons.org/licenses/by/4.0

編號	圖片來源網址
圖 A.1	https://commons.wikimedia.org/wiki/File:701_Axial_Skeleton-01.jpg
圖 A.6	https://commons.wikimedia.org/wiki/File:812_Bones_of_the_Foot.jpg
圖 A.7	https://commons.wikimedia.org/wiki/File:914_Shoulder_Joint.jpg
圖 A.8	https://commons.wikimedia.org/wiki/File:915_Elbow_Joint.jpg
圖 A.9	https://commons.wikimedia.org/wiki/File:908_Bursa.jpg
圖 A.10	https://commons.wikimedia.org/wiki/File:919_Ankle_Feet_Joints.jpg
圖 A.11	https://commons.wikimedia.org/wiki/File:1111_Posterior_and_Side_Views_of_the_Neck.jpg
圖 A.12	https://commons.wikimedia.org/wiki/File:1105_Anterior_and_Posterior_Views_of_Muscles.jpg
圖 A.13	https://commons.wikimedia.org/wiki/File:1119_Muscles_that_Move_the_Humerus.jpg
圖 A.14	
圖 A.15	https://commons.wikimedia.org/wiki/File:1112_Muscles_of_the_Abdomen_Posterior.png
圖 A.16	https://commons.wikimedia.org/wiki/File:1117_Muscles_of_the_Back.png
圖 A.17	https://commons.wikimedia.org/wiki/File:1120_Muscles_that_Move_the_Forearm.jpg
圖 A.18	
圖 A.19	https://commons.wikimedia.org/wiki/File:1121_Intrinsic_Muscles_of_the_Hand.jpg
圖 A.21	https://commons.wikimedia.org/wiki/File:1122_Gluteal_Muscles_that_Move_the_Femur.jpg
圖 A.22	https://commons.wikimedia.org/wiki/File:917_Knee_Joint.jpg
圖 A.23	https://commons.wikimedia.org/wiki/File:1123_Muscles_of_the_Leg_that_Move_the_Foot_and_Toes.jpg
圖 A.24	https://commons.wikimedia.org/wiki/File:1124_Intrinsic_Muscles_of_the_Foot.jpg
圖 A.25	
圖 A.31	https://commons.wikimedia.org/wiki/File:715_Vertebral_Column.jpg

燒手回春

附錄 B

商標註冊證

中華民國商標註冊證

註 冊 號 數：01859326
商 標 權 人：鄧永昇

名　　　　稱：平衡軸療法及圖(彩)

圖　　　　樣：

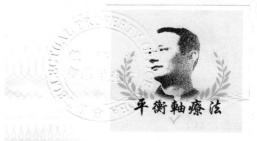

本件商標不就「平衡軸療法」文字主張商標權。

權 利 期 間：自 2017 年 8 月 1 日起 至 2027 年 7 月 31 日止
類　　　　別：商標法施行細則第19條 第 044類
商品或服務名稱：治療服務；民俗療法之診療；替代療法服務；脊椎按摩治療
　　　　　　　　物理治療。

經濟部智慧財產局　局長　　　　　洪淑敏

中華民國　106　年　　8　月　　1　日

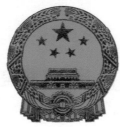

商 标 注 册 证

第　22149967　号

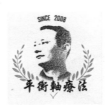

核定使用商品/服务项目（国际分类：44）

第44类：医疗辅助；理疗；医疗护理；治疗服务；替代疗法；健康咨询；按摩（截止）

注　册　人　邓永昇

注册人地址　中国台湾屏东县长治乡

注册日期 2018年01月21日　**有效期至**　2028年01月20日

局　　长　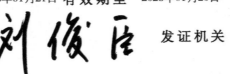　发证机关　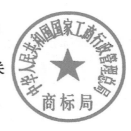

平衡軸療法精髓

作　　　者：鄧永昇

副 作 者：陳俊嘉

校　　　對：林佳靜

編 輯 設 計：柯麗雅

出 版 者：鄧永昇

地　　　址：830 高雄市鳳山區南福街 89 號

E - m a i l：xingxin.v0525@msa.hinet.net

電　　　話：07-766-8368

定　　　價：新台幣 680 元

出 版 日 期：2020 年 12 月初版

I S B N：978-957-43-8297-2（平裝）

國家圖書館出版品預行編目(CIP)資料

平衡軸療法精髓 / 鄧永昇, 陳俊嘉作.
　-- 高雄市：鄧永昇, 2020.12
　　面；　公分
ISBN 978-957-43-8297-2(平裝)
1.推拿 2.復健醫學
413.92　　　　　　　　　109018321